U0235667

检验与临床的沟通

第2版

体液与分泌物
案例分析100例

主编

顾　兵
郑立恒
高建军

副主编

柳晓金
曾强武
李洪文
王福斌

人民卫生出版社
·北　京·

图书在版编目（CIP）数据

检验与临床的沟通：体液与分泌物案例分析100例 / 顾兵，郑立恒，高建军主编. — 2版. — 北京：人民卫生出版社，2020.11

ISBN 978-7-117-30692-8

Ⅰ.①检… Ⅱ.①顾… ②郑… ③高… Ⅲ.①临床医学－实验室诊断－案例－分析 Ⅳ.①R446.1

中国版本图书馆 CIP 数据核字（2020）第 195412 号

人卫智网	www.ipmph.com	医学教育、学术、考试、健康，购书智慧智能综合服务平台
人卫官网	www.pmph.com	人卫官方资讯发布平台

检验与临床的沟通：体液与分泌物案例分析 100 例
Jianyan yu Linchuang de Goutong:
Tiye yu Fenmiwu Anli Fenxi 100 Li
第 2 版

主　　编：顾　兵　郑立恒　高建军
出版发行：人民卫生出版社（中继线 010-59780011）
地　　址：北京市朝阳区潘家园南里 19 号
邮　　编：100021
E - mail：pmph @ pmph.com
购书热线：010-59787592　010-59787584　010-65264830
印　　刷：三河市潮河印业有限公司
经　　销：新华书店
开　　本：710×1000　1/16　印张：15
字　　数：246 千字
版　　次：2011 年 1 月第 1 版　　2020 年 11 月第 2 版
印　　次：2020 年 11 月第 1 次印刷
标准书号：ISBN 978-7-117-30692-8
定　　价：129.00 元

打击盗版举报电话：010-59787491　E-mail：WQ @ pmph.com
质量问题联系电话：010-59787234　E-mail：zhiliang @ pmph.com

编者（以姓氏笔画为序）

王　华　宁波市第六医院

毛晓叶　安顺职业技术学院

冯　桃　贵州医科大学神奇民族医药学院

师　伟　山西省人民医院

朱凤娇　浙江大学附属第一医院三门湾分院

朱芝娴　南京中医药大学附属医院

朱利平　重庆中颐颐康护理院

邬丹蓉　宁波市第六医院

刘　琪　重庆市涪陵中心医院

安仕刚　贵阳中医药大学第一附属医院

孙海芳　义乌市妇幼保健院

李　帅　河南宏力医院

李　澜　贵州省人民医院

李小奇　上海交通大学医学院附属瑞金医院无锡分院

李金刚　承德医学院附属医院

李春梅　湖州市德清县中医院

李相磊　开封市中心医院

吴　侠　秦皇岛市第一医院

时　磊　中国人民解放军火箭军特色医学中心

幸娟霞　重庆市涪陵中心医院

欧红玲　中国人民解放军火箭军特色医学中心

罗晓成　南宁市马山县人民医院

胡　茜　毕节市第三人民医院

贾　茹　梅河口市中心医院

梁　勤　甘肃省中医院

韩素丽　长治医学院附属和平医院

谭兴贤　贵州医科大学神奇民族医药学院

潘运昌　福建医科大学附属三明第一医院

于培霞　副主任检验师　山西白求恩医院

王欣茹　主任检验师　中国人民解放军火箭军特色医学中心

王福斌　副主任检验师　宁波市第六医院

孔繁元　主任医师　宁夏医科大学总医院

邓国防　主任医师　深圳市第三人民医院

史　敏　主任检验师　河北医科大学第二医院

朱雪明　主任检验师　苏州大学附属第二医院

刘　峥　主任医师　首都医科大学宣武医院

许绍强　主任检验师　广东三九脑科医院

李晓颜　副主任医师　山西省汾阳医院

杨　云　主任检验师　山西白求恩医院

杨　波　主任检验师　山西医科大学第二医院

杨一芬　副主任检验师　中南大学湘雅二医院

邱栋发　主任医师　三明市第一医院

邹盛华　副主任检验师　福建省福州肺科医院

沈　丽　主任检验师　重庆铂肴医学检验中心

张晶晶　主治医师　空军军医大学西京医院

陈为安　主任医师　温州医科大学第一附属医院

邸红芹　主任检验师　河北省胸科医院

郑立恒　副主任检验师　河北省胸科医院

赵运转　副主任检验师　首都医科大学附属北京天坛医院

段鸿飞　主任医师　首都医科大学附属北京胸科医院

高　岩　副主任医师　复旦大学附属华山医院

郭步平　主任检验师　长治医学院附属和平医院

唐玲丽　主任检验师　中南大学湘雅二医院

唐爱国　主任检验师　中南大学湘雅二医院

彭新志　主任医师　河南宏力医院

韩利军　主任医师　长春市传染病医院

曾强武　副主任检验师　贵阳中医学院第一附属医院

学术秘书

陈雨欣　南京鼓楼医院

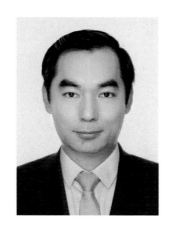

顾兵，徐州医科大学特聘教授，医学博士，硕士研究生导师，徐州医科大学科技处副处长（主持工作）、徐州医科大学附属医院检验科副主任、徐州医科大学临床检验诊断学硕士点学科带头人、徐州市实验诊断学重点实验室主任。美国普渡大学及美国加州大学洛杉矶分校访问学者，江苏省"科教强卫"医学重点人才、"三三三人才工程"人才、"六大人才高峰"人才、"六个一工程"高层次卫生人才。中华医学会检验医学分会青年委员会副主任委员、中国医学装备协会检验医学分会副会长、中国老年医学学会检验医学分会常务委员、江苏省研究型医院学会感染检验与合理用药专委会主任委员、江苏省免疫学会转化医学分会主任委员、江苏省医学会检验分会青年委员会副主任委员、江苏省免疫学会常务理事、江苏省研究型医院学会常务理事、国家自然科学基金一审专家、AME学术沙龙总负责人。*J Lab Precis Med* 执行主编，SCI期刊 *Ann Transl Med* 和 *J Thorac Dis* 编委。

主要从事感染性疾病快速检测新技术与细菌耐药机制研究，主持国家自然科学基金3项、省部级课题7项；参与国家科技部重点研发计划1项。以第一或通讯作者发表论文135篇，其中在 *Emerg Infect Dis*、*Gut Microbes*、*PLoS Pathog*、*Emerg Microbes Infect*、*J Antimicrob Chemothe*、*J Clin Microbiol* 等权威期刊发表SCI论文70篇、在中华级期刊发表论文14篇；编写学术专著与教材35部，其中主编及副主编18部；获授权专利5项；获江苏省科学技术奖二等奖1项、江苏省医学科技奖三等奖1项、江苏省医学新技术引进奖5项。

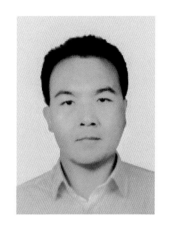

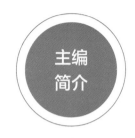

主编
简介

　　郑立恒，医学博士，河北省胸科医院副主任检验师、执业医师。中华医学会结核病学分会结核性脑膜炎专业委员会委员，中国医学装备协会微生物学组委员，中国防痨协会结核分枝杆菌／艾滋病病毒双重感染专业分会委员，中国防痨协会临床专业分会多学科合作委员会委员，河北省检验医学诊断学会血液病专业委员会委员。

　　擅长骨髓、胸腹水、肺泡灌洗液、痰液、脑脊液形态学以及结核分枝杆菌、诺卡氏菌等实验室诊断，发表论文 40 余篇，其中 SCI 9 篇，获实用新型专利 3 项，河北医学科技奖 2 项。河北省医师协会检验医师分会青年委员，河北省"三三三人才工程"人选，石家庄市"十百千人才工程"优秀卫生人才。

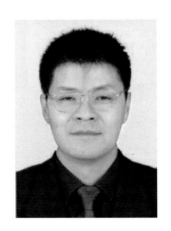

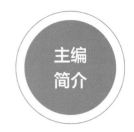

　　高建军，邯郸市第一医院实验医学科主任，医学硕士，副主任技师。中国医疗保健国际交流促进会病理分会会员、河北省健康学会实验诊断医学分会第一届委员会副主任委员、河北省免疫学会委员、河北省检验免疫学会会员、邯郸市检验分会副主任委员和邯郸市医学检验学会会员。

总序

　　随着现代生物医学理论和技术的发展，以及互联网和人工智能在生物医学中的广泛应用，检验医学以精准、智慧、绿色为目标取得了前所未有的迅猛发展，已经成为智慧医疗的重要组成部分。特别是近年来，生物医学在细胞、亚细胞和生物大分子领域的深入认知，以及大数据、云计算等现代技术的广泛应用，给传统的检验医学注入了新的活力。一些崭新的检测技术，如多参数流式细胞技术、质谱分析技术、高通量测序技术、微流控技术、数字 PCR 技术以及人工智能等已逐步走入日常检验工作，这些技术为变化多端的临床疾病演变过程提供了最为客观、可靠而又精准的实验证据，成为临床精准诊疗工作中"抽丝剥茧""拨云见月"的有力工具。

　　检验医学的发展不仅仅是技术的迭代更新，还包括新指标、新标志物等检验项目的建立及其临床解释和应用，这就给检验人带来了新的机遇和挑战，使检验人对自身有了新的定位：不再是"以标本为中心，以实验数据为目的"在幕后操作仪器，而是主动将生硬的实验数据转化为鲜活的临床诊疗证据，以期实现"以患者为中心，以临床诊疗为目的"的华丽转身。同样，临床医学的发展也不能每天简单地送检标本和机械地阅读各种检测报告，而应该研究疾病的病理过程，选对检测项目，选准采样时机和部位，优化采样方法，正确解读和应用检验报告——这是多学科综合诊疗（multi-disciplinary team）对现代临床医生的迫切要求，也算是另一种华丽转身。由于知识结构不同、工作环境不同、患者信息不对称，临床和检验之间总会存在一定的壁垒和鸿沟，为此，必须加强检验与临床的沟通、交流和研讨，实现医、检人员的配合与协作，以期各扬己长、携手并进、相得益彰。

2011 年本书的主编顾兵博士曾组织 100 多位丁香园网站的学友自发编写出版了《检验与临床的沟通：案例分析 200 例》一书。读者既可在工作之余阅读一个个生动的专业"小故事"，又可结合案例及其参考文献深入理解和提升专业知识，在轻松中实现检验与临床的沟通，从而提高多学科综合诊疗的能力。时隔 9 年，我们终于迎来了本书的再版。第 2 版在第 1 版的基础上实现了沟通技巧的提升优化和收录案例的精选细化，内容覆盖检验医学的六大亚专业，包括体液、生化、血液、免疫、分子和微生物，为不同专业领域的医检工作者提供了一个检验与临床沟通交流的知识荟萃。

这套丛书既适合临床检验和临床医学工作者作为随时翻阅的有益读物，也可以作为医学院校教师在课堂上演绎的生动活泼的典型案例之源。相信这本书一定能够在年轻检验与临床工作者之间，架起一座交流、合作与探讨的桥梁，成为年轻医学工作者的良师益友与亲密伙伴。

童明庆

2020 年 9 月

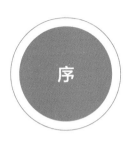

序

检验和临床的有效沟通是医疗工作中一个古老的话题，但是由于各种原因，科室之间沟通实质性的东西不是很多。临床忙于治疗，当出现检验数据和患者病情不符时，多数时候想到的是结果不准确；检验忙于实验室操作，主要是以标本为中心，当临床偶尔反映结果不准时，多以质控没问题回答。随着信息化的日益发展，医务人员整体水平的提高，沟通的渠道好像雨后春笋般层出不穷，微信、QQ、电话、电子邮件，除了可以进行本单位的沟通，全世界同行都可以沟通，它迅速提高了大家的专业水平。

顾兵博士于 2011 年主持出版了《检验与临床的沟通：案例分析 200 例》，当我拿到这本书时，耳目一新，它不是空洞的说教，而是形式自由、视角独特，在体味故事情节中，不知不觉地疑难问题已经被抽丝剥茧，答案水落石出。此书受到了广大医务工作者的青睐和欢迎，都反映"原生态"、"接地气"，切实指导了日常诊疗工作。2014 年，国家允许检验 5 年制本科以上学历参加执业医师考试，又把检验与临床的沟通推向了一个新的高潮，早就憋足了劲想考执业医师但是政策不允许的检验同仁，开始点灯苦读，猛补临床知识，最终实现了自己的梦想，这在某种程度是切实提高了检验与临床沟通的能力。沟通是相互的，临床医生也应该主动学习检验的知识，否则就不能真正实现有效沟通。

第 2 版的《检验与临床的沟通：体液与分泌物案例分析 100 例》，收集了 99 个病例，标本覆盖了胸腹水、脑脊液、精液、尿液、粪便、关节液、痰液，部分病例配有图片，形态真实、清晰，具有代表性。本书编委都是一线工作的专家，他们勤奋好学、兢兢业业、一丝不苟、年轻有为，在各自工作岗位上做出了出色的成绩，为本书的出版辛勤耕耘，不辞劳苦，现在，这本书终于要问世了。

我一直从事检验工作，我欣喜地看到体液和分泌物专业后继有人，一片蓬勃发展的景象，不胜欢喜。衷心希望本书能促进检验和临床医学的发展和提高。

周道银

2020 年 9 月

前言

　　《检验与临床的沟通：案例分析200例》于2011年出版问世以来，由于内容丰富活泼，实用性和可读性强，深受广大检验和临床医生的欢迎和好评，第1版我虽然没有参编，但是当我拿到这本书时，是一口气读完的，它采用了通俗易懂的讲故事的形式，让大家在轻松愉快的体验中就学到了知识。

　　9年来，医学领域发展迅速，医务工作者越来越认识到检验和临床应该是个有机的整体，都应该以患者为中心，做到有效沟通才能更好地解决疑难问题，造福患者。应广大读者的要求，第2版改为6个分册，此书为《检验与临床的沟通：体液与分泌物案例分析100例》，编者虚心听取读者提出的建议，涵盖了脑脊液、浆膜腔积液、尿液、粪便、肺泡灌洗液、精液和白带等多种标本，内容图文并茂，部分病例还有漫画插图，趣味性更强。

　　本书共有案例99个，文字简练，实用性强，有彩图100余幅，图像清晰，形象直观，读者通过图片，可以增加感性认识，有利于以后工作中应用的得心应手。漫画32幅，其作者为临床医生，非常生动地表现了案例的重要环节，这样读者对经典故事的印象会更加深刻，回味无穷。本书的"神"在于"沟通"，其中包括了遇到问题时作者的临床思维、问题总结、有效沟通、疑难解决等环节，每个案例无不体现了检验和临床沟通的重要性。本书可作为检验和临床医生的参考书。

　　体液和分泌物检查是检验科的弱项，参与编写的专家、学者付出了艰辛的努力，这本书凝聚了大家的心血和汗水，感谢专家、编委和秘书付出的辛劳，感谢所有支持本书出版的专家学者，感谢我的家人给予的理解和鼓励。

　　我衷心希望本书能为广大读者所用所爱，虽然我们尽了最大努力，但仍一定存在不妥之处、缺陷或错误，请读者不吝赐教、批评指正，以便再版时修订。

顾　兵　郑立恒　高建军

2020 年 9 月

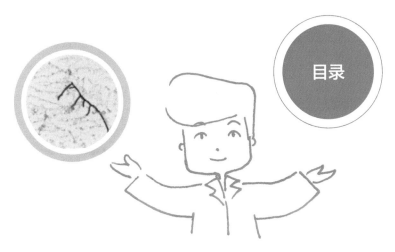

目录

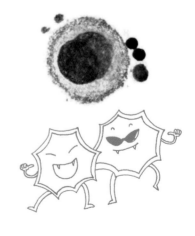

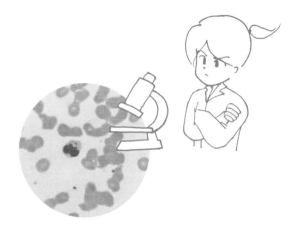

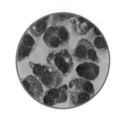

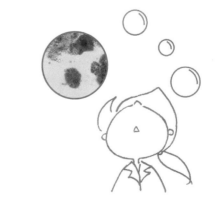

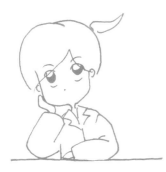

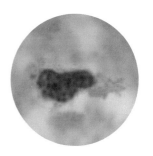

1 脑脊液细胞计数之惑

【案例经过】

为了满足临床工作需求和优化流程，检验科引入了很多先进的仪器。这些设备大大提高了工作效率，但是对于一些特殊的标本仍需要人工复检，这对于检验人员要求更高，不仅要了解仪器的优缺点，也要会以前的看家本领，要两条腿走路，否则容易出现问题。下面我来分享一个案例。

一天上班时，组长告诉我们有一名儿科医生反映某患儿脑脊液常规和生化结果不符合临床表现，患儿不考虑颅内感染，但是白细胞数高，希望给复查一下。于是立马查询结果，在脑脊液常规中报告有大量白细胞，生化指标正常，怎么回事呢？

我们再次联系了儿科医生，了解到患儿为淋巴细胞白血病，目前正接受化学治疗。为了避免白血病细胞浸润神经系统采取了鞘内注射治疗，顺便采集脑脊液进行检查。目前患儿病情稳定，没有神经方面相关症状。在得到以上信息后，我们考虑细胞计数有误可能性大。是工作人员计数错误还是标本弄错了？标本已放置了较长时间，还是镜检先看看吧，结果发现有较多的杂质及碎片，没有一个完整白细胞。于是找当时值班的人员询问当时的情况，原来他用的是新引进的 sysmex XN 系列血球仪的体液模式做的，太忙觉得结果挺好没有进一步镜检。此款仪器刚引进，厂家培训时详细介绍了它的体液模式，这已获得了美国 FDA 的认可，很多文献都显示体液模式有很高的准确性还能为肿瘤细胞的筛查有提示，值得推广应用。难道是体液模式的问题？杂质和碎片会导致细胞计数假性升高？为了验证猜测，用当天另外几份脑脊液进行实验，发现无杂质或碎片标本，白细胞计数仪器方法与手工方法差不多，而将患儿标本对比，发现仪器方法比手工镜检结果细胞数明显增高，散点图也不正常，原来是杂质的干扰造成的。体液模式在一般情况下具有计数及分类准确快速的优点，相比人工计数更易于标准化，但如果有杂质干扰，计数就会出现问题，必须人工镜检。北京协和医院张时民老师曾报道过一例由于脑脊液中有大量脂肪球影响体液模式白细胞计数的案例。

再次联系临床医生，询问该标本的采集过程。原来当时穿刺不顺利，多次穿刺才得到的标本，是由于临床采集标本不合格和实验室工作缺乏经验共同导致了错误。我提醒临床医生一定要规范采集标本，重视检验前质量控制，这样才能提高工作效率。

【沟通体会】

随着仪器的自动化和智能化程度越来越高，工作效率明显提高，但是检验人员动手能力在削弱。作为一名合格的检验者，应该深入了解不同方法的利与弊，知道仪器的应用其实需要学习更多东西，如检测原理、维护和保养、故障排查、散点图和反应曲线的分析等。只有掌握了正确的使用方法，必要的时候手工方法进行补充，才能真正提高效率，否则就可能发出错误报告。

标本分析前质量的控制很重要，但检验科无法掌控，因为从标本采集到运送，任何一个环节和细节都直接影响着检测结果的准确性，需要得到各级医护人员的高度重视。检验科应积极进行沟通和宣教，努力把人为因素导致的误差降到最低，才能保证检验质量。

【经典箴言】

标本质量决定检验质量，合理使用仪器的同时传统手艺不能丢！

【唐爱国主任检验师点评】

检验科无论多么先进的仪器设备，都会存在某些不足之处，比如血常规仪器，不管是血常规模式还是体液模式，它只是个筛查工具，对于特殊的可疑标本，染色镜检是不可或缺的。检验前质控很重要，如果标本质量有问题时，再高端的仪器都得不出准确的结果。当检验结果与临床不符时，或与其他相关项目的检验结果推理不符时，要积极分析并查找原因，直到水落石出。

（杨佳锦）

2 真假血尿

【案例经过】

又是忙碌的周一，医院人潮涌动，门诊标本接收窗口早已排起长龙。我审核尿常规时，发现了一个不寻常的报告。干化学结果隐血、白细胞酯酶、蛋白、胆红素、尿糖及亚硝酸盐均为阳性，但镜检没发现任何细胞。怎么回事？标本外观红色清亮，隐血强阳性，是一份血尿标本吗？这种清亮的肉眼血尿头一回遇到。为了避免尿液颜色太深干扰干化学检测，离心后用上层尿液再进行复查，离心后未见沉淀且颜色未变。

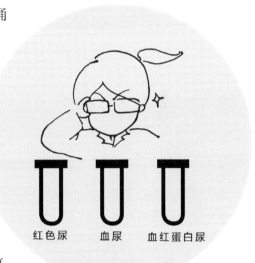

红色尿　血尿　血红蛋白尿

回忆书上知识，血管内溶血造成的血红蛋白尿或其他原因引起的肌红蛋白尿，都可以出现清亮红色尿液但隐血强阳性的情况。血红蛋白和肌红蛋白的鉴别，最简便的方法是采用胶体金法并结合血常规和生化结果综合判断。为了避免后带现象造成的假阴性，分别用原样及稀释后样本进行检测，结果均为阴性，说明尿里没有血红蛋白。虽然其余结果还没出来，是肌红蛋白尿已八九不离十了。正当我为这个发现沾沾自喜时，有个同学无意说他有一次因吃火龙果排出红色尿液以为自己排了血尿的经历。颜色干扰会不会也像肌红蛋白一样引起隐血阳性？

为了验证是否为肌红蛋白尿，需检测尿液中肌红蛋白水平。在等待生化结果时，我将尿液用生理盐水稀释了 5 倍，此时颜色明显减轻，重新检测后之前 +++ 程度的隐血竟然变成了阴性。根据干化学试纸说明书介绍，尿隐血 +++ 时至少等价于 300 个红细胞 /μl，那么即使稀释 5 倍也应该至少有 +（10 个单位红细胞 /μl）的隐血吧，而现在却成了阴性。这个试验的说明强阳性的隐血很可能是由尿液颜色干扰引起的。此时，生化结果出来了，血和尿中肌红蛋白量结果均不高。

该尿液红色是如何形成的呢？为了弄清真相，我没发报告，患者来问结果时，我询问他有无服用特殊药物。他说吃了利福平后出现了红色尿液。原来是药物影响了尿常规的检测。

【沟通体会】

"以茶代尿"事件大家都了解，这折射了一些问题。尿干化学检测是一种非特异性的比色法，其结果受多种因素的影响，易出现假阳性或假阴性。"以茶代尿"事件发生后，全国多家医院以茶当尿做了实验发现90%以上结果都是阳性，可见尿液自动分析误差是普遍客观存在的。

如何发出准确的报告呢？首先，不是仪器质控没问题结果就可信。在日常工作中，镜检与干化学不符的情况并不少见，不能轻易去评判到底以哪个结果准确，需要综合考虑和用其他方法验证。比如一种草酸钙结晶形态与红细胞非常相似，对于经验不足人员来说具有一定的迷惑性。遇到这种情况时，可以从折光性、隐血结果以及加醋酸是否溶解等多种方式来对其定性。我们应时刻保持一种批判的眼光去审视结果，不要轻易被表面现象和思维定势所困惑，不然就可能发出错误的报告。其次，检验人员要具有临床思维和强烈的责任心，重视与临床及患者沟通，特别是在结果出现矛盾或者难以解释时，了解患者的药物史和既往病史可以为判断提供重要的参考。如果一时无法辨别真伪，应该备注"建议重留标本复查"或"请结合临床"等字样，提请临床医生注意，避免因检验误差引起的误诊或漏诊。

【杨一芬副主任检验师点评】

干化学尿液分析和显微镜镜检是两种方法学，结果可能存在不相符的情况。为消除各种方法的假阳性和假阴性，干化学、有形成分分析仪和显微镜镜检，三者应有机结合，交叉互检，缺一不可。该案例中干化学隐血阳性与镜检结果不符合，作者采取生化检测、样本稀释消除颜色来验证对干化学测定的干扰，不失为简单可行的验证方法之一。

（杨佳锦）

3 偶遇范可尼

【案例经过】

一次夜班，接到儿科电话，问如何开具尿蛋白相关检查化验单和留取标本。我随口问了一句："患者什么情况？为什么要做这项检查？"真是无巧不成书，因为多问了一句，竟然邂逅了一个不寻常的病例。

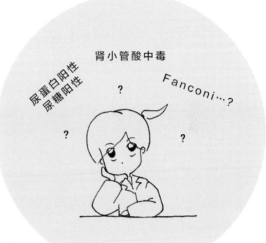

该病区专门收治肿瘤性疾病患儿，不像肾病科经常查尿蛋白。医生告诉我患儿尿常规以前正常，入院后连续两次尿常规均提示蛋白阳性，想用定量方法看看到底蛋白多高。我想难道是干化学尿蛋白出现假阳性。为了探明真相，我问了住院号，希望能发现什么。查询结果后我发现入院后尿蛋白阳性，同时尿糖也阳性。我意识到可能并不是假阳性那么简单，因为葡萄糖与蛋白检测的原理不一样，同时影响两个指标的可能性不大。难道病情有变化？从突然出现尿蛋白就一直伴随着尿糖阳性的出现，到底怎么回事？

在分析问题时，我没有从蛋白入手，因为导致蛋白阳性的原因很多。我从尿糖下手，尿糖是否为阳性，取决于血糖与肾糖阈的关系是否平衡。首先，查询生化结果，血糖和糖化血红蛋白均正常。既然血糖不高，应该是肾糖阈降低了。回顾生理学知识，葡萄糖主要在近段肾小管被重吸收，这里出现问题尿蛋白会升高，在肾内科培训时临床上最常见的可出现肾小管功能障碍的一种疾病是肾小管性酸中毒。为了验证我的猜测，继续查近期生化结果，发现血清碳酸氢根较以前降低，确实出现了酸中毒，但尿 pH 却升高了，呈反向变化关系，符合肾小管性酸中毒的变化特点。

肾小管酸中毒常引起电解质紊乱，进一步查电解质结果，血磷明显偏低而钠钾氯钙镁都正常，单独血磷出现如此明显下降少见。是摄入减少，还是排出增多？如果是摄入减少，那钠钾氯钙镁也应该降低，患儿之前血磷不高，没必要采取低磷饮食，因此磷排出增多的可能性更大。根据以前的推理可以得出病情新变化特点，即肾小管酸中毒、肾小管重吸收障碍和血磷排出增加，当这些线索串起来时，一个曾学习过的疾病的名字浮现在我的脑海中——Fanconi 综合征。

Fanconi 综合征又称范可尼综合征，指包括多种病因所致的多发性近端肾小管再吸收功能障碍的临床综合征。由于肾近曲小管重吸收缺陷，尿中丢失大量葡萄糖、氨基酸、磷酸盐、重碳酸盐等，从而导致酸中毒、电解质紊乱（低血钾、低血钠、低血磷）、佝偻病及生长发育落后等。该病的病因可分为原发性和继发性：①原发性者多与遗传有关，为染色体显性或隐性遗传，在婴儿出生后一年内出现症状；②继发性者凡广泛累及近端肾小管再吸收功能的疾病均有可能继发本病，如遗传代谢性疾病：胱氨酸病、肝豆状核变性、糖原病、遗传性果糖不耐受症以及某些获得性疾病：多发性骨髓瘤、肾病综合征、移植肾、中毒（重金属如镉、铝、汞；药物如四环素、氨基糖苷类抗生素、抗肿瘤药物、维生素 D 中毒等）。其中诊断要点包括：①肾小管性酸中毒；②佝偻病和生长发育迟缓；③烦渴、多饮、多尿、脱水；④全氨基酸尿，血浆氨基酸浓度正常；尿糖阳性，血糖正常。⑤电解质紊乱：低血钾、高血氯、低血钙、低血磷、低血钠，而尿钾、尿磷升高。⑥轻 - 中度肾小管性蛋白尿。有上述典型临床表现者诊断不难，一般以全氨基酸尿、磷酸盐尿和肾性糖尿为基本诊断点。

了解到这些后，我没有马上进行沟通，而是等到尿蛋白结果出来，结果表明肾小管性尿蛋白是增高的，再次验证了我的推测。至此，我认为该患儿发生该病的可能性很大，主要理由有以下几点：

1. 患儿长期接受化疗，而化疗药物对肾小管具有毒性作用这是毋庸置疑的事实。

2. 肾小管性酸中毒，肾性糖尿加上尿磷排泄增加，都指向该病。虽然诊断该病时往往还需结合一些典型症状，如发育障碍、骨质疏松、肾结石等，但这跟疾病处于哪种阶段有很大的关系。因为绝大多数确诊该疾病的患者为成人且都是在相关症状明显表现出来后才被诊断的，也就是说这时该病已经处于进展期，而不是起始状态。但本病例不同，患儿周期性在我院进行化疗，因此能够对其状态进行连续性的监测。患儿之前未出现明显的尿常规和血磷异常，一方面说明先天性的可能性不大，但考虑年龄偏小也不能完全排除存在基因缺陷或易感性。另外，我们可能抓住该病发生的苗头，此时还尚未出现明显临床症状。

在对以上内容反复梳理后，我找到了该患儿的主治医生，谈了对尿常规突然出现异常的一些想法。听完后医生颇感意外，没想到一名检验人员竟有如此临床思维，并表示之前的确没有考虑这么全面，因为一直使用同样的治疗方案，之前没发现尿常规异常，这次没想到会突然出现了肾脏方面问题。临床对我的分析十分赞同，化疗仍要继续，以后只能定期监测相关指标，如果进一步出现相关临床症状或肾功能恶化要考虑更换治疗方案。

【沟通体会】

检验与临床是密不可分的整体，没有准确的检验结果，精准的诊疗也就无从谈起。许多人觉得检验就是操作机器然后将结果报告给临床就可以了。其实临床对检验的需求远非如此，他们也希望除了提供一张报告外，还能解释进一步协助诊断。检验医师应该走进临床，主动参与诊疗过程，成为一名真正的医师。

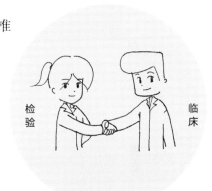

对于如何成为一名合格的检验医师，我认为应该内外兼修。"内功"即检验相关专业知识，这是立身之本。从检验的角度去发现问题可以与临床视角形成互补，通过对特殊检验结果的层层递进的分析，或许能发现新的突破口。"外功"是临床知识，掌握常见疾病的发生发展特点和诊断要点，多关注特殊案例的分析报道，了解最新诊疗指南。单谈检验，临床医生不懂；单谈临床，我们不如临床一线医生更了解患者的情况。因此只有内外融会贯通，形成自己独特的风格，检验人员才会越来越受到重视，拥有自己的一席之地。

【经典箴言】

只有坚持检验与临床两条腿一起走，才能走得更远。

作者从儿科医生咨询问题入手，敏锐地发现尿常规结果中蛋白和葡萄糖异常的特殊性，层层递进，结合临床资料和其他检验结果，利用自己丰富的医学知识，形成"范可尼综合征"的基本诊断。进一步与临床沟通，证实了自己的推断并指导患者的治疗。作者以自己的实际行动诠释了检验人该如何高质量地为临床服务，如何做一名优秀的检验医师，值得深思和学习。

（杨佳锦）

4 病毒性脑膜炎？肿瘤？

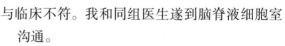

【案例经过】

8月下旬，我们组收住了一个56岁的女性农民。以"头痛、头晕6天，发热伴言语不利4天"来诊。查体：T38.3℃，不全性运动性失语。血象不高，腰穿示：脑压140mmH$_2$O；脑脊液细胞学：白细胞27×10^6/L，61% 淋巴细胞，24% 单核细胞、8% 中性粒细胞及7% 异型细胞；脑脊液生化：蛋白0.28g/L，葡萄糖3.7mmol/L，氯化物121mmol/L。患者急性头痛、发热起病，腰穿脑脊液细胞数增高，首先考虑颅内感染，结合正值夏末，乙型脑炎时有发生，患者脑脊液细胞分类及生化也符合病毒性感染表现，故拟行乙脑抗体检测，但患者脑脊液报告了少量异型细胞，与临床不符。我和同组医生遂到脑脊液细胞室沟通。

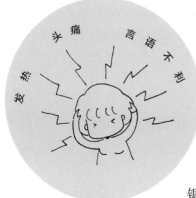

细胞室老师带领我们阅片，镜下见异型细胞分为两类形态：一类细胞体积明显增大，染色强嗜碱性，胞浆有色素颗粒、大的特殊空泡（图4-1）。另一类体积略小，着色较深，呈蓝色或深蓝色，颗粒粗糙、嗜碱性，胞质丰富，包膜增厚，边缘有锯齿状压痕和磨损（图4-2）。

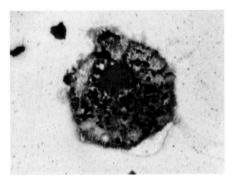

图 4-1　第 1 次腰穿脑脊液细胞
（MGG 染色 1000×）

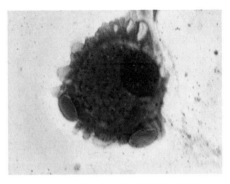

图 4-2　第 1 次腰穿脑脊液细胞学
（MGG 染色 1000×）

　　大家一致认为两类细胞均符合典型肿瘤细胞形态特征，但脑脊液细胞室老师也提醒，部分病毒性脑膜炎患者的脑脊液淋巴细胞由于受到病毒严重的刺激，其形态变化很大，呈强嗜碱性，与肿瘤细胞很难区分，如果患者属于此种情况，那没准 1 周后病情缓解后细胞形态又会恢复正常。鉴于脑脊液细胞形态学并非绝对，再结合患者症状及各项化验检查，我们仍按照"病毒性脑膜脑炎"的拟诊予以经验性抗病毒治疗并密切观察病情变化。果然，入院 4 天后患者体温即恢复正常，头痛缓解，言语功能基本恢复，同时脑增强磁共振回报未见异常。相隔 1 周第 2 次腰穿示：脑压 120mmH$_2$O；脑脊液细胞学：红细胞 $100×10^6$/L，白细胞 $10×10^6$/L，淋巴细胞 98%，单核细胞 2%，未见异型细胞（图 4-3）；脑脊液生化完全正常。结合病情及脑脊液变化，我们基本排除脑膜肿瘤的可能。入院第 11 天再次行腰穿示：脑压 130mmH$_2$O；脑脊液细胞学：白细胞 $10×10^6$/L，淋巴细胞 96%，单核细胞 2%，中性粒细胞 2%。同时血和脑脊液乙脑 IgM 抗体均回报阳性，遂诊断"轻型乙脑"并出院。患者院外无不适，出院 1 个月后复查腰穿未见异常。

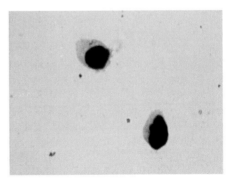

图 4-3　第 2 次腰穿脑脊液细胞学
（MGG 染色 1000×）

【沟通体会】

一方面患者急性高热、头痛、失语起病，表现非常符合急性中枢神经系统感染，另一方面脑脊液却发现异型细胞，且阅片见异型细胞具备体积明显增大，染色强嗜碱性，胞浆有色素颗粒及空泡等典型肿瘤细胞的特征。从临床角度看，颅内肿瘤以急性高热、头痛起病理论上难以解释，所以我们倾向于感染，而脑脊液细胞室老师因为明确看到了具有非常典型肿瘤

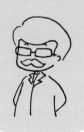

在临床症状与检验结果不相符时，临床医生不能过分依赖于检验，更多时候应回归到临床本身

细胞特点的异型细胞，从检验的角度出发倾向于患者不能除外"脑膜癌病"。后来患者症状恢复，复查 2 次脑脊液未再有异型细胞出现，且查血和脑脊液乙脑 IgM 抗体阳性，自然排除了肿瘤的诊断，确诊乙脑无疑。此例提示在临床症状与检验结果不相符时，临床医生不能过分依赖于检验，更多时候应回归到临床本身。

时间是判断诊断与治疗效果最好的依据。在临床与检验意见不统一的情况下，我们经过与细胞室沟通，选择暂时进行经验性抗病毒治疗并动态观察病情发展与脑脊液的变化，事实证明是对的。因为在发病之初，若因为脑脊液的异型细胞而就此展开肿瘤相关的大检查，势必增加患者的心理与经济负担，相反，增加临床表现在诊断价值中的权重，短期内观察病情的走向对此例患者来说更为经济易行且有利于患者。

【孔繁元主任医师点评】

尽管脑脊液细胞学发现肿瘤细胞的诊断价值等同于病理，但临床工作中发现其存在一定的假阳性。原因是颅内感染时脑脊液中淋巴细胞、单核细胞等炎性细胞被激活，其中单核细胞常常激活成吞噬细胞，其在吞噬脑脊液中的其他细胞成分后体积逐渐增大，镜下表现为胞体大，核形不规则，胞浆丰富并含有色素颗粒及空泡，胞膜激活形成伪足或不规则伞样突起等类似于恶性肿瘤细胞的形态学改变。此种改变多出现在感染的急性期，随着病情恢复，此种"肿瘤样"改变的吞噬细胞逐渐崩解、消失不复存在。所以对于不典型病例，复查腰穿并动态观察是明确诊断和鉴别诊断

不可缺失的重要环节。

（杨 笑）

5 不发热的"颅内感染"？

【案例经过】

一位 48 岁的男性因为"亚急性头痛、头晕 2 个月"主诉入院，病程中无发热，入院查体未有阳性体征。入院前脑 CT 未见异常，腰穿提示脑压 300mmH$_2$O；脑脊液细胞学：红细胞 450×10^6/L，白细胞 30×10^6/L，淋巴细胞 84%，单核细胞 10%，中性粒细胞 3%，浆细胞 3%，阿里新蓝染色阴性（图 5-1）；脑脊液生化：蛋白 2.19g/L，葡萄糖 1.2mmol/L，氯化物 117mmol/L。患者症状及脑脊液结果不太符合病毒性脑膜炎与化脓性脑膜炎，但结核、真菌、梅毒等感染不能除外，遂在降低颅压治疗基础上完善血常规、布氏杆菌凝集试验、血沉、结核感染 T 细胞检测（TSPOT）、梅毒、HIV 等检测均未见异常。由于无发热，诊断颅内感染缺乏依据，遂再次腰穿，结果示：脑压 120mmH$_2$O；脑脊液细胞学：红细胞 6 050×10^6/L，白细胞 30×10^6/L，淋巴细胞 78%，单核细胞 14%，中性粒细胞 7%，浆细胞 1%，可见少量红细胞吞噬细胞及含铁血黄素细胞（图 5-2）；脑脊液生化示：蛋白 2.06g/L，葡萄糖 1.6mmol/L，氯化物 110mmol/L。阿里新蓝染色、结核 DNA（TB-DNA）、一般细菌涂片、真菌涂片检查均阴性。细胞学前后两次差异较大，让人困惑。这时脑磁共振回报见 T1 加权像及 T2Flair 加权像额顶叶皮质及脑沟内多发线样高信号，增强扫描见广泛蛛网膜及软膜强化。脑沟内广泛线样 T1 高信号多提示蛛网膜下腔出血，腰穿见大量红细胞，提示蛛网膜下腔出血，与磁共振表现相符，但单纯蛛网膜下腔出血无法解释亚急性起病、逐渐加重的病情。

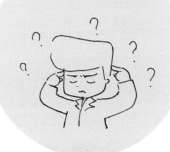

缺乏证据的颅内感染？

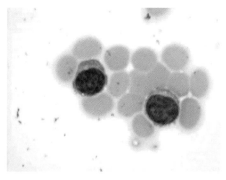
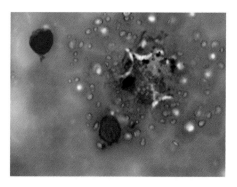

图 5-1　MGG 染色（1000×）　　　　图 5-2　MGG 染色（1000×）

【沟通体会】

　　脑膜癌病通常以亚急性头痛、头晕起病，影像可有广泛的硬膜、蛛网膜或软膜的强化，但其磁共振 T1 加权像多为低或等信号，而脑膜黑色素瘤则因为常伴有出血及瘤细胞内黑色素的顺磁性而表现为 T1WI 高信号，T2WI 低信号，这一信号特点具有一定特征性。马上与细胞室进行沟通并一起重新阅片，发现第 2 次脑脊液中红细胞较多，未常规稀释脑脊液，玻片上红细胞密集，夹杂其中的部分白细胞受到挤压，形态有变化。大多数含铁血黄素细胞可以确认，但部分"含铁血黄素细胞"形态不规则、细胞核较大，有一定异型性（图 5-3）。遂行第 3 次腰穿，细胞学提示：可见少量红细胞，白细胞 22×10^6/L，淋巴细胞 59%，单核细胞 13%，中性粒细胞 3%，浆细胞 5%，另可见 20% 可疑黑色素瘤细胞。高倍镜下可见部分细胞胞核大而浓染，胞浆内见多发粗大嗜碱性紫色颗粒，符合黑色素表现，但需与含铁血黄素颗粒鉴别（图 5-4）。又行第 4 次腰穿，见少量红细胞及白细胞，白细胞以淋巴细胞为主，可见黑色素瘤细胞（图 5-5）。黑色素瘤细胞的特征为胞浆内含有嗜碱性的黑色素颗粒，染色后与含铁血黄素颗粒类似。行普鲁士蓝染色（铁染色），结

充分结合临床、影像和检验，是明确诊断的王道！

果瘤细胞普鲁士蓝染色阴性。因患者无皮肤黑痣，所以神经皮肤黑变病及皮肤黑色素瘤脑膜转移可能性不大，故患者考虑为"原发脑膜黑色素瘤脑脊液播散"。

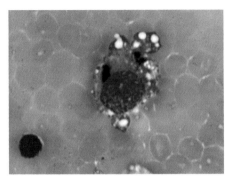

图 5-3　第 2 次脑脊液细胞学
（MGG 染色，1000×）

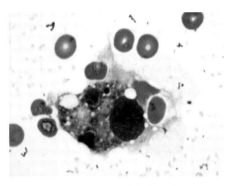

图 5-4　第 3 次脑脊液细胞学
（MGG 染色，1000×）

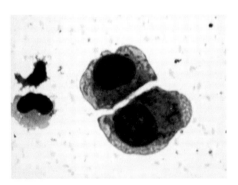

图 5-5　第 4 次腰穿脑脊液细胞学（MGG 染色，1000×）

【孔繁元主任医师点评】

　　脑膜黑色素细胞瘤少见，多来源于皮肤恶性黑色素瘤，其细胞胞浆内含有黑色素颗粒。由于此病容易伴发蛛网膜下腔出血而产生含铁血黄素细胞，黑色素细胞瘤细胞和含铁血黄素细胞有时不易鉴别，加做普鲁士染色可确诊。此病例检验和临床反复沟通使得患者仅用脑脊液细胞学技术就得以快速确诊，免除了开颅活检的痛苦。对于不易确诊的颅内肿瘤患者，应增加送检的次数或者增加制片的张数，以便及时确诊并早期进行有效治疗。

（杨　笑）

【案例经过】

2015 年 6 月有一位 24 岁的男性因"发作性抽搐 1 个月，发热、头痛半个月"主诉收入院。患者院外体温最高达 40℃，当地医院抗感染无效。入院后查颈部抵抗，血白细胞、中性粒细胞升高，腰穿：脑压 180mmH$_2$O；细胞学：白细胞 205×10^6/L，淋巴细胞 32%，单核细胞 7%，中性粒细胞 61%（图 6-1）；脑脊液生化：蛋白 0.66g/L，葡萄糖 2.2mmol/L，氯化物正常，脑脊液浓缩集菌抗酸染色、阿里新蓝染色及细菌涂片均无异常。脑磁共振示右侧额顶部脑回肿胀，局部软脑膜强化。

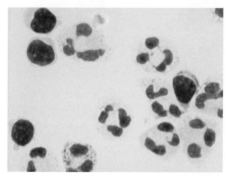

此"炎性"，非彼"炎性"也！

图 6-1 第 1 次脑脊液细胞学（MGG 染色，1000×）

和检验科沟通后大家均考虑"颅内感染"，然后经验性予以"头孢曲松"治疗效果不佳后又加用"万古霉素"治疗 1 周，患者头痛有所缓解，但仍持续高热，遂复查腰穿，细胞学、生化较前无明显变化，脑脊液细菌涂片、阿里新蓝染色均未见异常。因患者脑脊液为混合细胞反应，生化示糖低，遂与脑脊液细胞室老师沟通后，希望能采用最新的改良的抗酸染色技术进行抗酸菌的检测，但结果仍是阴性。细胞室给我们的建议是：什么技术也不是万能的，虽然检查阴性，但是不能排除结核性脑膜炎诊断。我们临床也考虑到患者抗细菌感染反应不佳，很可能是"结核性脑膜炎"，遂停用抗生素，予以试验性四联抗结核治疗同时加用地塞米松抗炎，患者体温逐渐下降、头痛缓解出院。但院外抗结核治疗1个月余后患者又先后出现头晕、左臂瘙痒、双下肢无力等症状，遂第2次住院并查脑磁共振发现脑桥被盖部近四脑室壁及延髓最后区异常病灶，脊髓磁共振见 $C_3 \sim T_3$ 长节段脊髓病变。此次腰穿结果正常。经与检验、影像等相关科室病例讨论后考虑患者发热、头痛、脑脊液细胞数升高并混合细胞反应不排除为"非感染性炎症"所致，结合患者影像改变，我们做出了"合并脑膜损害的视神经脊髓炎谱系疾病"的拟诊并调整治疗策略：停用抗结核药，改用大剂量丙种球蛋白及激素冲击治疗，患者症状明显好转出院。

2016年2月患者再次因头痛、发热入院，腰穿示：脑压150mmH$_2$O；脑脊液细胞：白细胞22×10^6/L，淋巴细胞74%，中性粒细胞24%（图6-2）；脑脊液生化正常。仍按照"非感染性炎症"予以激素冲击治疗患者体温正常，头痛好转出院。

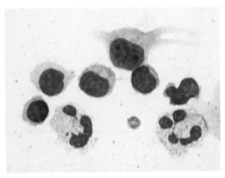

图6-2　2016年2月脑脊液细胞学（MGG染色1000×）

2018年4月患者因"复视，呃逆，右手麻木"第3次住院。经查脑磁共振见以往左侧脑桥被盖部及延髓最后区病变，脊髓磁共振提示 $C_4 \sim C_5$ 及 T_1、T_5 平面多个节段性强化病灶。腰穿未见异常。予以丙种球蛋白冲击治疗后患者症状好转出院。病程中患者未有系统性自身免疫性疾病相关症状、体征，自身抗体检测阴性。第 2、3 次住院均予以送检血、脑脊液水通道蛋白 4 抗体（AQP4），第 3 次住院送检血及脑脊液胶质纤维酸性蛋白（GFAP）、髓鞘少突胶质细胞糖蛋白抗体（MOG）均阴性。

【沟通体会】

患者以"癫痫发作、发热、头痛"起病，临床查颈部抵抗，腰穿脑脊液白细胞轻度增高，影像有脑膜强化，相信任何神经科医生都会在第一时间想到"颅内感染"的诊断并经验性抗感染治疗。但这样的处理透着些许无奈：临床常规开展的各种血和脑脊液病原检测项目阳性率普遍较低，致使临床绝大多数情况下无法通过病原学检测获得诊断依据，而仅能通过脑脊液常规、细胞学、生化表现的不同组合结合临床表现予以经验性判断并治疗。所以此例患者尽管没有确切的"化脓性脑膜炎"或"结核性脑膜炎"的病原学依据，却仍然接受了近 2 个月的"先抗生素治疗，后抗结核治疗"这样一个临床"约定成俗"的"不明原因脑膜炎"的经验性治疗流程。这对于医务人员和患者来说都是无可奈何之举。

炎症性疾病分感染性与非感染性，两者治疗南辕北辙，所以鉴别两者非常重要。脑脊液细胞数增高被认为是脑膜炎症的体现。通常脑脊液粒细胞比例增高多提示感染，非感染性炎症则以淋巴细胞升高为主。但亦有例外，如系统性红斑狼疮等系统性自身免疫性疾病中枢神经系统累及时可有脑脊液的混合细胞反应。最为典型的有脑膜炎型的神经白塞综合征，其病理基础为"中性粒细胞性血管炎"，病情活动期中性粒细胞反应活跃，脑脊液混合细胞反应比例最高。关鸿志等报道的神经白塞综合征患者中有脑脊液中性粒细胞比例高达 80% 者。这提示我们遇到脑脊液细胞数尤其是粒细胞比例增高的患者除了想到感染，一些非感染性疾病也应纳入鉴别诊断。

视神经脊髓炎谱系疾病（neuromyelitis optica spectrum disorders，NMOSD）是一组主要由抗原 - 抗体介导的中枢神经系统炎性脱髓鞘疾病，其临床及影像主要病变部位为视神经、脊髓及脑实质。此例患者早期以"癫痫、发热、头痛、脑脊液白细胞升高"的"脑膜脑炎"样表现起病，很难让人在一开始想到 NMOSD。我们也是在患者 2 次入院后，回顾性分析，患者起初抗结核治疗数日症状便有效缓解，不符合结核病治疗反应特点，而且院外虽然持续抗结核，病情却很快反复，这症状的一好一坏恰好与使用激素及减停激素有关联，故考虑患者为"免疫性疾病"可能性大，再结合磁共振所示延髓最后区、脊髓等部位病灶特点，大胆做出了"合并脑膜损害的视神经脊髓炎谱系疾病"的诊断。后来查阅文献后发现，早在 2013 年 Wang 等就报道过 2 例以"发热、头痛"为首发表现，脑脊液细胞数明显增高且呈粒细胞反应的 NMOSD。不同的是 2 例患者均为血 AQP4 阳性患者，而此例患者两次查血和脑脊液 AQP4 均为阴性，按照"中国视神经脊髓炎谱系疾病诊断与治疗指南"中的诊断标准，可以划入 AQP4 阴性的 NMOSD 之列。相信随着伴有脑膜损害又同时符合 NMOSD 诊断标准的病例报道的增多，我们对其背后的致病机制也会有进一步的研究和更清晰的认识。

可能有人会问，患者有没有可能是"颅内感染"继发 NMOSD。我们认为，患者在首次免疫治疗半年后病情复发，表现仍然是发热、头痛、脑脊液白细胞增高，而且通过免疫治疗好转，有力说明"脑膜脑炎"样表现本身即是疾病在此例患者身上的一种呈现方式。

【孔繁元主任医师点评】

传统概念的视神经脊髓炎（neuromyelitis optica，NMO）被认为病变仅局限于视神经和脊髓，但后来随着 AQP4 抗体的发现，其概念延展为"视神经脊髓炎谱系疾病（NMOSD）"，受累区域除了视神经、脊髓外还可以有延髓最后区、第三和第四脑室周围、丘脑、下丘脑等接近室管膜的区域。研究发现这些区域之所以易受累是因为富集 AQP4。AQP4 特异性地分布在星形胶质细胞的足突上，其可与软脑膜形成胶质界膜，即脑 - 蛛网膜下腔的脑 - 血液交界面，所以理论上，皮层可以受累，但以脑膜炎为表现的 NMOSD 报道非常少，是否与邻近皮质的脑 - 蛛网膜下腔的交界面 AQP4 功能异常有关尚不得而知，需要进一步的观察与研究。

（杨　笑）

7　病情扑朔迷离，谁来一锤定音

【案例经过】

一次我到外院讲课，有个主任拿出一个正在诊治的疑难病例。这是一个 21 岁的女大学生，因间断发热、气短、颈部酸痛 1 个月，以"感冒"于社区医院间断治疗 7 天（用药不详），症状时轻时重，未进一步诊治。5 天前出现头痛，3 天前头痛加重，伴呕吐，呈喷射性，入院就诊，胸部 CT 平扫：两肺纹理增多，透亮度降低，可见弥漫磨玻璃影。脑电图：广泛轻度异常。转入传染病医院。查体：颈抵抗 3 横指。初步诊断：①发热待查②结核性脑膜炎？③隐球菌性脑膜炎？④肺孢子菌肺炎？给予头孢他啶、克林霉素抗感染，更昔洛韦抗病毒，甘露醇降颅压治疗。3 天后仍是精神萎靡，睡眠差，头痛明显，考虑不除外隐球菌性脑膜炎，给予伏立康唑治疗。2 天后颅压 350mmH$_2$O，脑脊液白细胞：0/L，蛋白：0.98g/L，氯化物：119mmol/L，葡萄糖：2.8mmol/L。墨汁染色、脑脊液和痰抗酸、痰真菌涂片均阴性。血沉：39mm/h。血常规：白细胞：4.74×10^9/L。梅毒抗体阳性，RPR：> 1：32，支持梅毒诊断，不除外神经梅毒，应用青霉素驱梅治疗。

患者治疗效果不佳，几天后仍是颅压高，脑脊液正常，蛋白高，葡萄糖、氯化物正常。由于病情未见明显缓解，考虑结核性脑膜炎，开始抗结核治疗。后续治疗过程中仍是颅压高，脑脊液白细胞正常，蛋白高，葡萄糖、氯化物正常。脑脊液结核杆菌基因 / 非结核杆菌基因（－）。脑脊液 RPR（－），TP-PA 阳性，神经梅毒诊断证据不足。头颅 MRI+MRV：未见异常。

了解了以上内容，我的观点是：脑脊液白细胞数正常，葡萄糖、氯化物正常，影像学正常，基本可以排除结核性脑膜炎、化脓性脑膜炎、病毒性脑膜炎、隐球菌脑膜炎，脑脊液 RPR（－），神经梅毒诊断证据不足。建议尽快行脑脊液细胞学和自身抗体检查。

脑脊液细胞学：只见 45 个淋巴细胞、3 个转化型淋巴细胞和 2 个单核细胞。自身抗体间接免疫荧光法：抗核抗体为阳性，颗粒型：1：3 200；免疫印迹法：抗 smD1 抗体阳性、抗核糖体 P 蛋白抗体阳性。

追问病史：患者既往曾有不规则发热 1 年余，间断关节疼痛、胸闷、头痛。根据自身免疫抗体结果，诊断为以脑膜刺激征起病的轻型系统性红斑狼疮。

【沟通体会】

脑膜炎的确诊是个难题，早期经验治疗非常重要，但是不能盲目全覆盖，治疗方向选择需要对临床症状、脑脊液常规生化、影像学有深入了解，否则抗生素滥用情况不可避免。

如果患者有自身免疫性疾病，一旦出现脑膜刺激征可能会想到自身免疫性脑炎，但是此患者以前没有明确有自身免疫病，所以出现脑膜刺激征误诊的情况就比较多了，但是应该根据检查结果——排除一些感染，再针对性地深入检查。

临床治疗效果不佳时，及时与检验科沟通是十分必要的，因为对于一些特殊检查结果的解读检验医生更擅长，两个科室之间取长补短更有利于快速确诊。

【经典箴言】

颅内感染的诊断要形成体系，检验科要积极参与到会诊中去，与临床共同快速明确诊疗方向。

【高岩副主任医师点评】

中枢神经系统感染性与非感染性疾病根据脑脊液检查结果一般容易鉴别，但也经常会遇到"四不像"的情况，本案例以发热、头痛、呕吐症状起病，伴有脑脊液、脑电图改变等，与多种疾病难以鉴别。临床与检验沟通后，完善了自身免疫疾病相关抗体及脑脊液细胞学检测，得以明确诊断为系统性红斑狼疮（SLE），伴狼疮性脑病。SLE的临床表现多样，轻症中枢累及时仅表现为轻度头痛、性格改变、记忆力减退，重症可表现为脑卒中、昏迷、癫痫持续状态。有部分SLE患者以脑病症状起病。临床上遇到"四不像"的患者应从多方面考虑，除外常见的细菌性、病毒性、结核性脑膜炎等，还需考虑到SLE、血管炎、自身免疫性脑炎，积极与检验科进行有效沟通，共同解读检验结果可以有效提高诊断水平。

（郑立恒　柳晓金）

8　隐球菌性脑膜炎脑脊液白细胞数竟然不高

【案例经过】

下级医院神经内科的一个朋友打来电话："我这里有个奇怪病例，一个

54 岁男性患者以脑膜刺激征慢性起病，入院后马上进行腰椎穿刺，颅压高，脑脊液白细胞 $15×10^6/L$，葡萄糖 4.84mmol/L，墨汁染色阳性，反复追问检验科的结果是否正确，他们都说没有问题，我很迷惑，隐球菌性脑膜炎都是脑脊液白细胞明显升高，菌消耗葡萄糖使其降低，但是这个患者细胞数仅增高了一点点，葡萄糖也不低，您碰到过这样的病例吗？"

"患者是否查了 HIV 抗体？抽脑脊液的同时是否查了同步血糖？"

"没有来得及查呢！"

"尽快查，这个患者很可能是艾滋病患者且血糖高，艾滋病合并隐球菌性脑膜炎其脑脊液白细胞数一般正常，这个患者 $15×10^6/L$ 还算高的，千万别把隐球菌误认为是白细胞了。再留取脑脊液，及时送到我这里来，我来做常规和脑脊液细胞学。"

第二天电话又来了，患者 HIV 抗体初筛阳性，空腹血糖 8.61mmol/L。数天后 HIV 确证检测阳性，"艾滋病"诊断成立。监测空腹末梢血糖波动于 7.9~8.2mmol/L，餐后 2h 血糖波动于 9.1~14.8mmol/L，确诊 2 型糖尿病。

送到我这里检测的脑脊液常规白细胞数为零，脑脊液细胞学可见成堆隐球菌，偶见淋巴细胞。我给朋友电话："上次报的脑脊液常规中的白细胞其实是隐球菌，没有那么多白细胞，患者当时的血糖应该是挺高的，只要脑脊液中的葡萄糖低于血糖的一半就算降低。"

至此疑云终于散开了。

【沟通体会】

颅内感染的诊断一定要注意免疫力低下的人群，他们和免疫力正常人群相比，不论是临床症状还是实验室检查结果都有很大差别，因为艾滋病患者免疫系统功能紊乱，白细胞趋化能力不强，所以 AIDS 合并隐球菌性脑膜炎脑脊液白细胞数一般都是正常的。

如果患者血糖正常，脑脊液葡萄糖低于参考值就算降低，但是若患者血糖高，留取脑脊液时应该同步检测血糖，只要脑脊液的糖低于血糖的一半就算降低。

现在综合医院多不收治艾滋病患者，但是一些不知道自己有艾滋病的患者，一旦身体不适可能就去综合医院就诊，一定要时刻警惕，对于一些特殊患者不要误诊。

不同人群有不同的诊断标准，临床和检验多沟通，不要一把尺子量到底。

【陈为安主任医师点评】

病例虽然出自基层，但是主管医生很负责，有迷惑的地方及时与上级医院沟通，使问题得以顺利解决。现在的病种越来越复杂，艾滋病患者一般都在专科医院治疗，综合医院对其合并隐球菌性脑膜炎的诊治经验有限，学无止境，一定要虚心学习，多总结，这样才能见怪不怪。同时检验科同仁也要练就"火眼金睛"的能力，即使不染色在计数池中也应该能分辨出白细胞和隐球菌，千万不要把隐球菌误认为白细胞。这是一个十分成功的检验与临床有效沟通的案例，给我们很多启示，值得深思和学习。

（郑立恒　柳晓金）

9　猪的病毒竟然感染了人

【案例经过】

有次重症监护室（ICU）的主任来找我，说有个疑难病例，治疗无效。患者是个 59 岁的男性，养猪专业户，近 2 个月内有大量猪死亡，以小猪为主，家猫及家狗也有死亡。16 天前该患者无明显诱因出现发热，偶有咳嗽，无痰，体温最高达 39.5℃，自行在家服用感冒药物，症状未见好转。13 天前就诊于当地诊所治疗，2 天前出现意识不清、乏力就诊于县医院，行相关检查后，考虑"脑炎"转至外院神经内科治疗。治疗期间患者仍有发热，出现四肢抽搐，咳痰能力差，会诊后不能除外"乙脑"转到传染病医院。入院后专家会诊考虑脑炎，定性不明确，应用头孢甲肟、头孢哌酮舒巴坦等抗生素治疗，但是无效，已经昏迷 10 天。

"抗病毒了吗？"

"没有，专家们说病毒感染 6 天自限，没必要抗病毒。"

我的观点是："家里猪大量死亡，人很可能感染的是猪的一种病毒，毒力弱的一般病毒可以自限，毒性强的病毒足以致人死亡，这个患者应马上抗病毒治疗，随后送脑脊液细胞学和二代测序来证明我们的推断"。

第二天脑脊液细胞学：淋巴细胞95%，单核细胞3%，中性粒细胞2%，可见多量红细胞。脑脊液常规：白细胞91×10^6/L、多核细胞1%、单核细胞99%。脑脊液生化：蛋白77mg/dl，葡萄糖4.4mmol/L，氯化物121mmol/L。通知主管医生支持病毒性脑膜炎诊断。影像学显示右侧大脑水肿严重，侵犯了基底节，预后很差。

1周后脑脊液二代测序结果回报：排第一位的是屎肠球菌，排第二位的是猪疱疹病毒1型。临床医生通知我后，我果断排除了屎肠球菌，因为所有的证据都不支持化脓性脑膜炎，而病毒感染可能性最大。经继续抗病毒治疗，半个月以后患者意识恢复，偶尔能配合指示做些简单动作，1个多月后可以坐起来吃饭说话了。

【沟通体会】

颅内感染病情危重，错过了治疗的黄金时间，轻则致残，重则致死，但是鉴别诊断确实困难，尽量在第一时间进行多学科会诊，最好能应用最先进的技术找到病原学的证据。

由于二代测序技术的出现，近两年才有了人感染猪疱疹病毒的报道，这种病毒毒性强，有嗜神经性，感染后病情危重。通过和临床沟通发现部分医生觉得病毒性脑膜炎是自限性疾病，并没有认识到部分单纯疱疹病毒和带状疱疹病毒是可以致死的重大危害，这两种病毒导致的病毒性脑膜炎抗病毒治疗疗程可达2个月以上。

对于养殖户如有大量猪死亡或者从事生猪肉生产、加工和销售的人，如果前驱期出现了急性起病，发热、头痛和感冒样症状，后面迅速进展为重症脑炎，表现为癫痫发作、意识障碍、视网膜炎等，要想到有可能是跨种病毒的感染，不要误诊。

【张晶晶主治医师点评】

此患者感染的是猪疱疹病毒1型，在二代测序技术出来之前，很少有人能想到是跨种病毒的感染。此患者误诊昏迷达10天以上，一直抗感染治疗，没有应用抗病毒药物，如果没有临床与检验的有效沟通，后果不堪设想。

二代测序技术为一种非常实用的检测手段，但是还处于发展时期，结果的解读离不开与临床症状和其他检查结果的综合分析，这样才能去伪存真，得到正确的诊断。此病例二代测序结果出现了两种病原，但是作者基于临床症状和脑脊液细胞学综合分析，果断排除了屎肠球菌，帮助临床做出了正确的诊断，为后续正确治疗赢得了机会，显示了作者扎实的专业基础和一定的职业担当，值得学习！临床和检验医生均应不断学习新的技术和原理，扩展知识面，这样才能把好技术用在刀刃上。

（郑立恒　柳晓金）

10　脑囊虫、结核性脑膜炎傻傻分不清

【案例经过】

会诊一个外地病例，老年男性，因"间断头痛，恶心、呕吐 4 天"入某市级医院。体温 36.5℃，胸部 CT 示双肺纹理粗乱，以下肺为著。颅压 400mmH$_2$O，给予抗结核、脱水降颅压、抗病毒、营养对症治疗 1 天，转入某医大附院，颅压 330mmH$_2$O，CSF 白细胞 93×10^6/L，多核细胞 20%，蛋白 1.163g/L，糖 2.5mmol/L，氯 124mmol/L。考虑"结核性脑膜炎"转入某结核病院。

病史：6 年前曾患"脑囊虫病"。

查体：体温正常，颈抵抗 4 横指，双肺未闻及干湿啰音。

考虑为重症结核，开始抗结核治疗。3 天后颅压 330mmH$_2$O，脑脊液未找到隐球菌，TB-DNA（－），WBC 73×10^6/L，蛋白 0.44g/L，糖 3.09mmol/L，氯 121mmol/L。

脑脊液病理学：结晶体背景上，散在一些淋巴细胞，组织细胞，未见瘤细胞。

8 天后颅压高，WBC 263×10^6/L，多核细胞 20%。蛋白 0.77g/L，糖 3.19mmol/L，氯 122mmol/L。

头颅磁共振示右侧环池及颞叶内侧局限性病灶，符合陈旧性肉芽肿性病变。

了解了上述内容后，我的结论是：①如考虑结核性脑膜炎，患者不发热，没有结核病的中毒症状，没有发现脑外结核灶，脑脊液糖氯正常，影像也不是很典型，必须进一步寻找证据。②脑脊液常规多核细胞 20%，病理报告未报中性粒细胞，脑脊液常规细胞数不少，但是病理报告只有散在的淋巴细胞，两个报告明显不符，建议做脑脊液细胞学寻找蛛丝马迹。

2 天后脑脊液细胞学：淋巴细胞 79%，嗜酸性粒细胞 21%。

脑脊液病理学检查用的是液基法，此法细胞容易丢失，染色方法为伊红染色，细胞核浆对比不鲜明，另外，病理注重肿瘤细胞，所以嗜酸性粒细胞结果没报，但此病例的确诊嗜酸性粒细胞是最重要的。脑脊液细胞学可以高效浓集细胞，瑞氏 - 吉姆萨染色后嗜酸性粒细胞容易辨认。此患者脑脊液细胞学嗜酸性粒细胞高，并且只有嗜酸性粒细胞和淋巴细胞，没有中性粒细胞，首先考虑脑囊虫病，早期结核性脑膜炎应为淋巴细胞、单核细胞和中性粒细胞的混合细胞学反应，无嗜酸性粒细胞。建议进一步检测囊虫抗体。

3 天后血和脑脊液囊虫抗体阳性，诊断为脑囊虫病复发。

【沟通体会】

患者连续转了三家医院，基本都诊断为结核性脑膜炎，但是治疗效果不佳，如果没有脑脊液细胞学和囊虫抗体的应用，可能误诊时间更长，给患者造成生命危险。

颅内感染是神经内科的软肋，诊断是个难题，因为不同的感染临床症状均可表现为脑膜刺激征，影像学出现同病异像和异病同像，脑脊液的检查没有特异性，病原学证据难以得到，因此，误诊误治情况多见，全抗生素覆盖等药物滥用情况亦有发生。

颅内感染脑脊液检查最常用，所有医院基本都开展了脑脊液常规，但是它是在非染色的情况下用高倍镜观察，只能进行粗略的细胞计数和单个核、多个核细胞的分类，但是对脑脊液所包括的多种细胞无法进行详细辨认，很多蛛丝马迹被漏掉。而脑脊液细胞学可以对细胞进行详细分类，在颅内感染、脑寄生虫病、自身免疫性脑病、白血病细胞脑转移、脑膜癌等疾病的鉴别诊断中发挥着重要作用。令人惋惜的是脑脊液细胞学的应用不尽如人意，没有得到检验科和临床应有的认可和重视。

结核性脑膜炎诊断的金标准是脑脊液抗酸染色、培养或者可靠的分子生物学技术检测到结核分枝杆菌，但是其阳性率不高，同时对于一些诊断不清的颅内感染也容易误诊为结核性脑膜炎。近年脑脊液改良抗酸染色、Gene Xpert 和二代测序技术为结核性脑膜炎的早期诊断带来了希望，对于高度疑似的病例应尽快应用这些敏感性和特异性均高的技术进行确诊。

颅内感染的诊断需要综合多方面的知识，仅靠分析脑脊液常规的结果是不够的，本病例的诊断综合分析了临床表现、影像、病理及检验结果，才得到了最终的正确诊断。医务人员不仅要对各种病的特点了如指掌，还要了解各种诊断技术的优缺点，综合起来找到其中的破绽，顺藤摸瓜才能使真相水落石出。

【于培霞副主任检验师点评】

随着卫生条件的改善，脑囊虫病的发病率越来越低，检验和临床医生对该病的认识和诊治能力不足，极易漏诊误诊。该患者是比较幸运的，较短时间就得以确诊。某医院曾把脑囊虫病误诊为结核性脑膜炎达 400 多天，延误了治疗，不得不多次进行开颅手术治疗，教训十分惨痛。

临床医生要多了解其他科室诊断技术的优缺点，以便综合分析结果，要积极和检验科医生沟通。脑囊虫和结核性脑膜炎影像学均可表现为脑膜强化、环形强化和钙化，不易鉴别，本案例中，检验科医生通过脑脊液病理和常规检查结果的矛盾找到问题，及时应用了脑脊液细胞学技术找到了诊断方向，对本病例的正确诊治起了举足轻重的作用，这样的情况无疑提升了临床对检验的依赖和认可程度，真可谓有为才会有位！

（郑立恒　柳晓金　陈雨欣）

11　狼疮脑病？结核性脑膜炎？

【案例经过】

去外院会诊，有这样一个患者，女性，44 岁。3 个月前，患者因面颊蝶形红斑，全身皮肤黏膜可见多发不规则红斑，ANA（＋）、抗 dsDNA（＋）、抗组蛋白抗体（±）、抗 SSA（±），诊断为"系统性红斑狼疮"，应用泼尼松、依那普利、美托洛尔片及呋塞米、螺内酯治疗。5 天前无明显诱因出现头痛，无恶心、呕吐，无抽搐，无咳嗽、咳痰、咽痛，体温最高可至39.0℃，3 天前头痛加重，伴恶心、呕吐，呕吐呈喷射状。就诊于某医院，发现肺部阴影，诊断为：①狼疮性脑病；②狼疮性肺损害（肺部感染）。住院治疗 3 天，症状无好转，遂转入另一家医院求治。入院查体：体温 36.3℃，神清语利，查体合作；面部和皮肤黏膜可见红斑，淋巴结无肿大，心、肺、腹未见异常；双下肢无水肿；颈抵抗 1 横指，Babinski 征阴性，Kernig 征阴性，Brudzinski 征阴性。头颅 CT：左侧额叶腔隙性梗死。胸片：双肺散在密度增高不均匀阴影，右肺明显，怀疑肺结核。胸部 CT：双肺多发感染性病变，以双肺上叶和右肺下叶背段为著。痰抗酸染色（－）。3 天后体温 39.2℃，颅压 215mmH$_2$O（用甘露醇后），脑脊液常规：白细胞 120×10^6/L，多核细胞70%；脑脊液生化：蛋白 1.04g/L，葡萄糖 1.6mmol/L，氯化物 110mmol/L；脑脊液离心涂片抗酸染色（－）；TB-DNA（－）；结核抗体：阴性；墨汁染色（－），考虑结核性脑膜炎开始抗结核治疗。3 天后颅压 235mmH$_2$O，脑脊液常规：白细胞 157×10^6/L，多核细胞 61%；脑脊液生化：蛋白 1.01g/L，葡萄糖 2.0mmol/L，氯化物 111mmol/L；脑脊液 TB-DNA（－），考虑不除外隐球菌感染加用氟康唑。后肺炎支原体抗体（＋），淋巴细胞培养 +γ 干扰素测定：均为（－）。应用甘露醇数天后颅压降至 80mmH$_2$O，脑脊液常规：白细胞82×10^6/L；脑脊液生化：蛋白 0.65g/L，葡萄糖 2.2mmol/L，氯化物 115mmol/L。症状明显好转，但未找到细菌学证据。随后的腰穿结果显示：①颅压200mmH$_2$O，脑脊液常规：白细胞 56×10^6/L，生化：蛋白 0.92g/L，葡萄糖2.3mmol/L，氯化物 114mmol/L。②颅压 210mmH$_2$O，脑脊液常规：白细胞48×10^6/L，生化：蛋白 0.65g/L，葡萄糖 2.4mmol/L，氯化物 115mmol/L。由于应用抗真菌药物患者出现胃部不适，停用全部口服药物，包括抗结核药和甲泼尼龙。体温升高至 39.0℃，伴头痛、周身不适，呕吐一次。主管医生迷惑了，到底是结核性脑膜炎、隐球菌性脑膜炎还是狼疮脑病？

了解了以上病情，我的建议：患者有脑膜刺激征，从几次脑脊液检查来看，颅压高，脑脊液白细胞高，蛋白高，葡萄糖低，基本排除狼疮脑病，因为自身免疫性脑病是非感染性炎症，白细胞数一般正常或者稍高一点，葡萄糖正常，考虑由于应用激素免疫低下合并感染，从常见病考虑，由于葡萄糖低，基本不考虑病毒性脑膜炎，是结核性脑膜炎和隐球菌性脑膜炎不好鉴别，建议送脑脊液细胞学和改良抗酸染色进一步检查。

2 天以后改良抗酸染色阳性，找到了病原学证据，停用抗真菌药物，只是抗结核治疗，脑脊液细胞学动态观察病情并指导治疗，患者好转出院。

【沟通体会】

自身免疫病越来越多，由于应用激素治疗引起免疫力低下，十分容易合并感染，但是一旦出现脑膜刺激征，是自身免疫性脑病还是病原体感染，对于临床来说是个非常棘手的问题，病原学结果拿不到，药物覆盖越多，副作用越大，这个患者由于应用抗真菌药物很快胃部就出现了问题。

当临床在颅内感染确诊出现问题，要及时和检验科医生沟通，因为有一些新项目或者阳性率高的项目的细节临床医生并不是很清楚，沟通以后检验科对患者的标本也会更加重视，会尝试一些更多的方法进行诊断。

脑脊液细胞学和改良抗酸染色虽然实用性很强，但是很多单位还没有开展或者应用不佳，这两个技术在颅内感染色诊断方面发挥着非常重要的作用，不仅阳性率高，而且简便快速，特异性好，值得推广。

【邓国防主任医师点评】

结核性脑膜炎的诊断本来就是个难题，自身免疫性脑病合并结核性脑膜炎的诊断更加困难，近几年发表的改良抗酸染色法使得脑脊液的阳性率从传统离心涂片法的 3.3% 提高到了 82.9%，但是很多临床医生对其了解不多，多数单位还没有开展此技术，检验科应积极开展新的项目为临床服务，同时积极对临床宣讲，在疑难病症的检查方面可以给出更多有用的建议。该案例就是这样一个积极沟通、改进检查方法，终使诊断明确、患者受益的良好案例，其中的做法、经验和作者扎实的专业能力值得学习！

（郑立恒　柳晓金　陈雨欣）

12 小镜检大问题

【案例经过】

患者，男，84 岁，2 个月前无明显诱因出现肉眼血尿，无尿急、尿频、尿痛，休息饮水后略减轻，尿常规：潜血 +++、白细胞酯酶 ++，抗感染治疗无效。为进一步诊治来院。送来一份血尿标本，离心后镜检看到满视野红细胞，大个组织细胞（图 12-1）。低倍镜扫描全片，发现了成堆分布的异常细胞，细胞胞体大小不一，胞核较大，我对此类细胞产生了兴趣，立即找到形态室的同事一起辨认。大家都认为形态似移行上皮细胞，建议染色后观察。

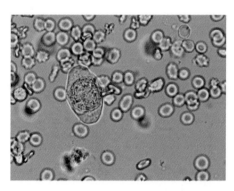

图 12-1　大个组织细胞（未染色，400×）

　　离心后尿沉渣涂片进行瑞氏 - 吉姆萨染色。镜下可见移行上皮细胞有明显异型性。细胞大小不一、呈多形性；核大，核仁大而明显，核染色质密集成块状，胞浆偏蓝，易见核分裂象（图 12-2），判定为恶性细胞。立即与临床医生联系，告诉他们尿液细胞发现可疑癌细胞，医生正在就血尿原因的鉴别进行讨论呢，我建议进一步做影像学、活检病理检查。结果显示：泌尿系 CT：膀胱充盈，膀胱右侧壁及后下壁增厚，可见多发软组织密度肿块及结节，较大者 1.6cm×2.5cm×1.5cm，增强扫描后明显强化，可见多发大小不等的充盈缺损，考虑膀胱癌。膀胱镜：膀胱右后壁菜花样肿物，大小约 3cm，肿物周围多发小乳头样肿物，周围黏膜呈绒毯样改变，余未见异常。膀胱活检：乳头状移行细胞癌（低级别尿路上皮癌）。

　　随着检验医学技术的发展，尿液有形成分自动化分析已成为尿液常规检测的重要组成部分，但由于

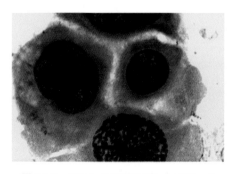

图 12-2　瑞氏 - 吉姆萨染色（1000×）

尿液标本的复杂性和现有技术的局限性，建立合理的复检规则十分必要，按要求进行人工显微镜复检，以避免漏检。

形态学检查是最直接、最有效、最具诊断价值、技术含金量最高的诊断手段，其意义是任何现代化仪器不能取代的。复检规则过筛出来的标本，要认真对待，由进行过培训和能力验证的工作人员来镜检。一旦发现异型细胞，应及时与临床沟通，提示临床进一步检查，使患者得到及早的诊断治疗。

【经典箴言】

目前临床实验室使用的全自动尿有形成分分析仪还都属于筛选仪器，不能完全替代显微镜镜检。

（时　磊　欧红玲　王欣茹）

13　大便里哪来的"阴道毛滴虫"？

【案例经过】

五六年前，我正在急诊值班，肿瘤科送来一个便常规。显微镜下加生理盐水湿片观察，除了有红白细胞，突然发现还有活物在游动，那形态，显然就是滴虫啊，大肚子，小尾巴晃呀晃的。我的第一个反应，难道是阴道分泌物？看看标本，看看单子，就是便标本啊，第二个反应，难道是分泌物混进大便了？看看这个女人有多大？再一看化验单，男，70多岁，我一下子懵了。这个老年男性的大便中，哪来的阴道毛

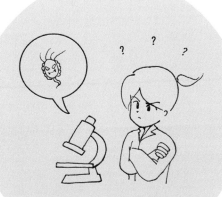

大便里，怎会有阴道毛滴虫？

滴虫呢？我再仔细看显微镜下，它是活的，在动，形态就像滴虫呀，我能确定，但唯一遗憾的是没能留下照片。

到底怎么回事呢？赶紧给临床打电话。医生说："这是一个肿瘤化疗患者，半个月来一直腹泻，其他医院查便常规，有白细胞，一直按肠炎治疗，效果不佳。""好的，我知道了！谢谢您提供的情况。大便中出现了一种类似毛滴虫的活物，等我查查资料再报结果吧！"放下了电话，我心里还是犯嘀咕，毛滴虫，一定是有问题的。因为是在急诊值班，标本量比较大，因为这事耽误时间便常规已经堆起了许多，一起值班的同事着急了："反正以前都报了白细胞，也报白细胞吧，别管那个东西了。""大便里出现活动的虫子，一会不忙了还是再仔细找找原因！"后来，我查了书，考虑肠滴虫的可能性大，于是跟临床医生联系："这个患者高度怀疑肠滴虫感染，试着用抗滴虫药治疗一下，明天再留取标本，我们继续查。"。临床医生听从了我的建议。第二天，患者又送来便标本，可是滴虫再也找不到了。一连查了一个星期也没再发现，患者的腹泻好了。

【沟通体会】

人毛滴虫是寄生于肠道的鞭毛虫，多见于盲肠与结肠，可引起腹泻等临床症状，故又称为肠滴虫病。本病全年散发，以夏秋季为多。起病可缓可急，病程由数小时至 20 余年不等。腹泻为主要症状，稀糊便，可有黏液，但脓血便少见。每天数次至十余次。伴恶心、呕吐、腹痛、腹胀、食欲减退等。

肠滴虫，虽然没有地域分布特点，但在北方很少见，二十年的检验工作，我也只是见这一回。所以，对于工作量越来越大的检验人员来说，便常规只是镜下观察，思维会局限于红白细胞等的异常方面。而滴虫，大小与白细胞差不多，冬天活动也缓慢，容易漏检。

寄生虫在北方，尤其是城市里少见，我们时时要细心，多看几眼片子，多想几个为什么。熟悉各种寄生虫的形态特点、临床症状。如果看到自己不太了解的寄生虫时，要及时与临床沟通，从中得到一些启发与线索，再顺藤摸瓜，查找资料，请教有关专家，直到弄个水落石出为止。

【经典箴言】

检验作为侦察兵，不但需要我们细心、耐心，更需要保持一颗好奇与探索之心，去追查每个案例的独特之处。

【高建军副主任检验师点评】

随着卫生条件的改善，寄生虫的发病率明显降低，普遍存在着便里面找寄生虫能力变弱的现象，但是这是检验的基本功，需要不断夯实它。本案例作者工作认真负责，对于发现的大便里面的异常情况紧追不舍，通过和临床沟通、查找资料、请教专家解决了问题，给临床提供了准确的报告，患者的病情急剧好转，显示了一名优秀的检验人员做诊断中的重要作用。

（吴　侠）

14 疑惑的小黑点

【案例经过】

患者女，20岁，有性生活史，无明显不适症状，因肛周及阴唇有不明赘生物入院，既往无传染病史。妇科医生给患者检查发现主要为疣状赘生物，就开了阴道镜、白带常规等检查。

阴道镜检查发现患者阴道壁、宫颈口有多少不等的菜花状赘生物。医生初步诊断为尖锐湿疣。白带常规：清洁度Ⅱ度，其他正常。实习生让我再看看，我发现白带里有一个小黑点，出于对患者负责的态度，仔细观察发现那个黑点是带爪勾刺的生物（图14-1），初步确认为阴虱。立即通知临床医生。

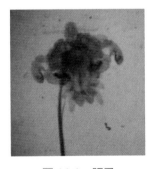

图14-1　阴虱

医生提出疑问：取完白带后第一时间送检，使用的是新开封的一次性试管和棉签，怎么会污染阴虱？

检验科医生立即再次查看涂片，确实为阴虱，告知临床，如果确认没有其他污染源建议临床医生对患者再次进行体检。医生果然发现患者阴部局部发红，有抓挠的痕迹，有出血点，并且阴毛上有灰白色沙粒样颗粒。

询问患者，患者表示并不知情，一问三不知，医生询问其男友是否不洁性行为史，以及明确告知病史对治疗的重要性，最终他承认患有尖锐湿疣但并无明显症状，他们条件比较差，在外租房住，没有注意过清洁问题。医生立即着手确定治疗方案。

【沟通体会】

性病多重感染多见，多管齐下的检查非常重要，尖锐湿疣的确诊可以通过细胞学、免疫学检查来确诊，一般情况并不会引起白带常规清洁度的异常，但是检验人员也不能放松警惕。对于标本的外观，镜检结果要认真负责，此患者标本就是因为看到了一个掉落到白带中的阴虱，才诊断了阴虱病，否则只治疗尖锐湿疣效果是不好的。

本病案中的阴虱虽为意外发现，通过检验和临床的沟通，中间虽有疑问，但是最终还是得以确诊，这体现了检验人员要细心、用心并有责任心，才能为临床医生提供一份可靠的检验报告。

【经典箴言】

性病常合并几种，检验临床要多沟通，及时确诊和联合治疗才能取得好的效果。

【沈丽主任检验师点评】

随着社会开放程度的提高，性病越来越复杂，多重感染的情况非常常见，比如尖锐湿疣合并艾滋病、梅毒、乙型肝炎、丙型肝炎，扩大筛查范围十分必要，病例的患者只发现在尖锐湿疣合并阴虱没进行其他筛查是远远不够的。还有就是性伴侣同时进行检查并一起治疗才能有效避免性病的进一步传播。作者的检验工作做得非常到位，不仅认真仔细还和临床进行有效沟通，解决的疑问，值得检验人学习。

（朱利平）

15　淋病怎么找不到菌？

【案例经过】

　　患者男，25岁，因排尿不适，有脓性分泌物入院检查，既往无传染病史。男科医生对患者进行检查后发现：患者尿道口红肿、发痒及刺痛，尿道口有黄色脓性分泌物溢出，怀疑为淋病，故开具尿常规、尿道分泌物涂片（找淋球菌）检查。结果如下：尿常规：WBC：+++，镜检：WBC：满视野/HP，尿道分泌物涂片（找淋球菌）：未见革兰氏阴性双球菌。结果立即反馈给医生。

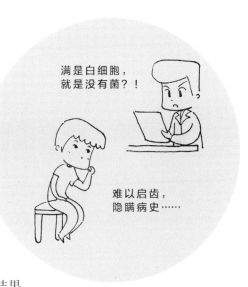

满是白细胞，就是没有菌？！

难以启齿，隐瞒病史……

　　男科医生提出疑问：患者有不洁性行为，淋病症状明显为什么会找不到革兰氏阴性双球菌？

　　检验科迅速做出反应，立即核对患者信息，检查染液的有效期，并协助医生重新取标本涂片，同时，更换另一位资历和经验更高的人员，换一个批号的染液来重新染色镜检。对比之前的检验结果：同一个患者的标本，同样的染色方法，不同批号的染液，不同的操作人员，同样的结果，依然没有找到革兰氏阴性双球菌。

　　检验科询问了医生取片的流程，并没有什么不妥之处，经过与医生的交流和讨论决定询问患者有没有什么隐瞒的重要情况。经过询问了解到患者在入院之前因为尿道不适、流脓、自行到药店购买了阿莫西林和左氧氟沙星服用没有好转才到医院进行诊断治疗。这便是问题的症结，性传播疾病主要是通过抗生素治疗，自行服用抗生素后抗生素会抑制微生物的生长繁殖，杀灭细菌，会使革兰氏阴性双球菌呈阴性，影响医生判断。医生了解到这个情况后根据临床症状进行治疗，病情迅速好转。

当检验科回报结果，医生发现结果和临床不符时，两个科室之间并没有互相抱怨，而是采取了积极的措施，重新进行了采样并换人和试剂进行检测，只有这样才能促进诊疗水平的提高，真正为患者在最短的时间内解除痛苦。

患者在就诊时不能刻意隐瞒病情或者用药情况，这样会使检验结果与临床诊断南辕北辙，会让医生造成误判，延误诊断和治疗时机。

【沈丽主任检验师点评】

患者入院前如果自行服用过抗生素，会对病原的检查造成影响，常出现假阴性结果，所以医生在问诊时一定要注意其是否服用过抗生素，服过哪种抗生素。当遇到检验结果与临床症状不符时要条分缕析，这过程可能需要检验、临床以及患者的有效沟通，这样才有利于找到问题的症结所在，协助临床做出正确判断，使患者得到及时有效的治疗。

（朱利平）

16 别小看尿常规的作用

【案例经过】

有天早上，我正在体液窗口值班，一份异常的尿常规结果引起了我的注意。尿液干化学显示隐血 +++，蛋白 ++，离心镜检，并没有查见任何红细胞或其他细胞碎片的影子。标本为随机尿，不存在细胞破碎的可能。核对患者信息，其就诊科室为急诊内科，临床诊断为"急性上呼吸道感染"，猜想医生可能想排除链球菌后引急性肾小球肾炎。可如果说尿隐血，蛋白质阳性对应急性肾小球肾炎症状，为什么高倍镜下没有发现任何红细胞、白细胞的影子呢？

我好奇地喊了患者过来打算一问究竟。患者女，35岁，面色不佳。询问其就诊原因，说浑身无力，偶尔伴恶心想吐。追究其近日是否着凉，是否有导致其心情不愉快的原因，她说两天前午夜唱歌，喝白酒啤酒数瓶，大清早出门天气微凉，有可能感冒了。近两天浑身无力加重，肌肉疼痛感增强。听到这里，我心里一亮，酗酒后浑身无力，肌肉疼痛不止，立刻让我联想到隐血 +++，镜下却没有红细胞。有没有可能是酗酒引发的横纹肌溶解症呢？大量肌红蛋白溢出，干扰尿干化学法对血红蛋白的检测，使其产生假阳性？

我马上联系了门诊医生，和其说明情况，建议患者加做血液 CK（肌酸激酶），肌红蛋白（MYO）检测。2 小时后，生化结果为：CK 为 104 328U/L（参考范围 22～269U/L），MYO 为 6 152.6ng/ml（参考范围为 < 70ng/ml）。两项提示肌肉组织的特异性标志物大大超出正常范围，结合临床症状，患者被诊断为"横纹肌溶解症"。

【沟通体会】

临床医生和患者沟通必不可少必要的时候检验科医生也要和患者沟通，这对于解释异常的结果和给临床提出合理性的进一步检查项目以利于尽快诊断疾病是非常重要的。我通过发现尿潜血阳性而尿沉渣红细胞阴性的矛盾结果，主动找患者沟通，然后又给临床医生说出我的诊断和进一步检查的建议，使得患者及时确诊，自己也收获了满满的成就感。

【经典箴言】

尿干化学隐血加蛋白强阳性，镜检没有红细胞踪影，需关注是否有肌红蛋白升高！

【顾兵博士点评】

这是一例检验协助临床及时确诊的典型案例，使得临床怀疑是急性上呼吸道感染的疾病，通过一个小小尿常规就发现了问题，作者联系患者询问病史，进一步行其他检查，很快真相大白，与开始的诊断大相径庭。作者积极与患者和临床沟通，对于诊断是帮了大忙，他的细心、耐心和工作的积极态度值得每个人学习。

（李小奇　徐　标）

17 "扑朔迷离"的胸腹水

【案例经过】

下午临近下班时间，送来一管胸腹水常规，外观淡黄色，浑浊；在进行细胞分类检查时发现有满视野细胞碎片及大量细菌，已无法进行细胞分类，考虑可能是标本放置时间过长导致细菌分解细胞或者是细胞自溶产生了大量碎片。于是联系临床询问采集细节，原来此患者在体内放置了引流管，护士让家属拿管子从引流管采集胸腹水，嫌腹水流的太慢，直接从引流袋中倒了一些。原因找到了，给护士说明了留取标本的注意事项，建议重新采集后送检。

还有一次，有个胸腹水标本，镜检后发现存在大量细菌，部分细菌成团样聚集，马上给临床医生打电话，患者确实是个胸腹腔感染的患者，他们提出最近新开展的上机检测胸腹水常规有时和临床诊断有差距，希望我们对比研究一下上机和人工镜检有多大差异。科室新进仪器有体液检测功能，确实还是试用阶段，没有好好论证呢，把这个标本连续几次上机发现虽然细胞个数及分类上偏差不大，但是散点图分布上存在明显差异，分析其原因可能是由于细菌成团分布干扰到细胞检测。所以说仪器只是筛查工具，不能完全依赖它，对于特殊标本，积极与临床沟通，如果需要镜检手工分类是必须要做的。

以上两个案例，从不同角度分析经常出现在临床中的问题。其一，标本的分析前质量控制，直接关系到检测结果的准确性；其二，标本的分析中质量控制，任何仪器在使用前，都要进行论证，制定其详细的规范化操作流程以及复检规则。这样才能保证结果的准确性。

【沟通体会】

检验前质量控制是检测过程中最重要的一环，这一环控制不好会造成满盘皆输。胸腹水标本的检查结果对于一些特殊疾病的诊断至关重要，但是这种标本的采集影响因素较多，涉及患者、家属、医生和护士的操作，容易忽视重要细节，影响检查结果。检验人员在发现标本存在异常情况时，应主动与临床沟通，分析过程，寻求最佳解决方案。

针对于临床标本采集容易出现的问题，检验人员应积极寻求有效的措施，加强相关培训，进行持续改进。

检验仪器的优缺点和检测的局限性相关人员要详细了解，在特殊情况下需要几种方法相互验证，保证发出准确的报告。

【经典箴言】

制度管人，流程办事；落实制度，细化流程；保证检测结果准确性，是检验科生存之本。

【郑立恒博士点评】

检验科的质量控制分为：分析前、分析中、分析后，针对日常工作中标本出现的诸多问题，应制定规范的标本采集手册，细化标本采集、周转时间，标本运送及储存等细节的质量控制。分析前质控可要求：①胸腹水采集需在 2 小时内检测，或者加入 10% 乙醇放置于 2～4℃保存，避免因细胞变性、出现凝块或细菌破坏自溶；②细胞形态学检查需用抗凝管（100g/L）采集，避免因纤维蛋白等形成凝块影响检测。分析中质量控制，对于特殊标本可以用不同的方法或者仪器相互验证，保证结果的准确性。

（徐　标　李小奇）

18　不一样的"黑色"便

【案例经过】

一天早上，有个女性患者拿着自己的粪便常规检查报告前来咨询，"医生，你们是不是把我的大便搞错了，我自己在网上查了，我拉的是黑色大便，网上说这是有出血情况，可我的报告是正常的"，听完患者的诉说，一方面安慰患者，一方面着手检查留样标本，在对患者信息等检查无误的情况下，将标本重新检查，跟第一次的结果一样，调出其他检查结果并未发现异常，后来在病历中，发现她有服用过中药，这就找到了问题的根源，给她说可能是由于中药色素导致的黑色样便，并非是由于出血导致的，患者听完高兴地走了。

有个男性患者，52岁，临床诊断为消化道出血，粪便性状黑色柏油样便，一旁的实习生，对于异常的标本尤为感兴趣，他一步步将粪便放进分析仪中，满满自信，可到看结果时隐血试纸条阴性，镜检也未见红细胞，一时间不知所措，在一旁的我让他用隐血试验化学法试试，过氧化氢试剂一滴上去，立即出现显色反应，最终结果显示隐血 ++++，在镜下发现大量胆红素结晶，我建议他用蒸馏水倍比稀释便，再次试纸检测，结果在稀释至 1∶64 时出现为阳性，报告终于可以放心地发出了。

【沟通体会】

检验科在日常工作中不仅要面对临床医生的咨询，患者也是我们服务的重要群体，患者由于对相关医学知识缺乏了解，一旦出现异常结果往往产生恐慌情绪。要想给他们满意的答复，检验人员一方面需要加强专业知识的学习，另一方面要学会沟通技巧，耐心仔细地对待每一个问题。

对于一些特殊的标本，当检验结果与实际病情及诊断不符时，应采用多种手段进行检测并相互印证，当有最终结果时积极与临床进行沟通，让他们了解相关指标检测的局限性及注意事项。

【郑立恒博士点评】

两个案例虽然都是黑便，但是原因却不同，一个药物色素引起，一个消化道出血，前面的隐血阴性没有问题，后面的隐血阴性显然不对，这是由于试纸条抗原抗体反应的后带反应造成的假阴性，这可以通过隐血化学法实验、蒸馏水稀释法排除或减少带现象的干扰，加以镜检出现大量胆红素结晶等作以辅助证据，得出正确结果。实验室应完善标准操作规程的制定并严格执行，确保每一份报告准确，避免漏诊、误诊。

（徐　标）

19 "挑剔"的尿液检测

【案例经过】

临近中午时分，一位着急紧张的女性来到检验科窗口询问自己的报告，患者一上来就怪罪我们："肯定是你们搞错了，自己身体一直很好，前段时间才检查都很正常，为啥这次结果这么多箭头？"我们一边安慰她，同时仔细询问她的情况，原来她看到政策放开，虽然自己已属于高龄产妇，觉得身体还行，准备再生个小孩，今天特地来做孕前体检，同时她把不久前检查报告也拿出来，确实一切正常。于是，我坐下来仔细分析患者的报告。被我发现了一些问题，这个患者的尿糖、隐血、白细胞酯酶都呈现阳性，而奇怪的是尿沉渣结果却都正常，为了避免是由于机器原因引起的，我们对标本重新复查后发现，结果确实是这样。我建议患者重新采样，进行复检。一方面排除采样原因，一方面验证我的想法，她重新采样复检，结果一切正常。此时，患者似乎像是拿到证据一般，对我们不依不饶。在安抚好患者情绪后，我耐心询问其是否今天采样前用洗液清洗外阴。原来，她为了要小孩，格外用心地准备今天的检查，早晨用了含有氧化性的清洁剂，心想这样清洁干净，检查出来的结果更准确。殊不知，弄巧成拙，由于第一份标本受到了清洁剂的影响，而导致假阳性。所以我们对一些特殊检测结果，在临床指征与检测结果出现较大差异时，应积极根据方法学局限性，及时与患者进行沟通，重新留取合格标本，保证检测结果准确性。

同样，也是一位患者，不过这位是男性，一上来就问我们："你们机器是不是坏了？为啥结果这么高？"我立马看患者的检测结果，尿沉渣中细菌这一项高得离谱，已经达到 20 000 个 /µl，而我们正常参考范围却只有 500 个 /µl 以下，同时白细胞正常。患者的穿着比较邋遢，我问他："检测前你清洗外阴了吗？"患者坦言没有，心想着做个检查看看，可结果明显异常就开始紧张了。在我的建议下，患者重新采样进行复查，结果正常。

【沟通体会】

1. 通常所说的随机尿，并不是随便留取就能达到要求。一定要按照正常的程序留取合格的标本，才能得出准确的结果。

2. 平时要加强自身学习，充分了解每个检测项目的局限性及干扰因素，当患者提出疑问时，才能发现问题所在，以便于与患者有效沟通，避免不必要的医患矛盾。

3. 检测前质量控制很重要，如何有效地将尿标本留取程序教会患者，避免出现本文一个太干净一个太不清洁的闹剧的发生，是检验科以及护理人员宣教的重点。

（徐　标　李小奇）

20　我到底怀孕了吗？

【案例经过】

临近中午，一位中年女子跑来检验科窗口询问，"医生，为啥你们两张报告单结果不一样，我到底怀孕了吗？"她三十多岁，想生二胎，月经没来，查了一个血清人绒毛膜促性腺激素（hCG）和一个尿妊娠试验，结果 hCG 是 25mIU/ml，尿妊娠实验为阴性。她自己上网查了查数值的意义，一个阴性一个阳性，是相反的结果，把她搞糊涂了。

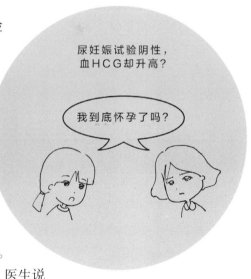

尿妊娠试验阴性，血HCG却升高？

我到底怀孕了吗？

我问她：尿检前你喝水了吗？她说：医生说做 B 超检查前要大量喝水，把膀胱充盈起来，我就喝了。我说：您应该先验尿，再喝水做 B 超，否则水会稀释尿液，导致人绒毛膜促性腺激素被稀释，低于试剂条检测下线，出现假阴性结果。我建议她到临床医师那结合 B 超及血清 hCG 结果综合分析妊娠情况，她高兴地走了。

还有一例妊娠检查病例：她是一位 Evans 综合征（自身免疫性溶血性

贫血）患者，曾经有输血史，近来月经推迟，尿 hCG 结果阴性，血液 hCG 为 36.5mIU/ml。12 天后发现阴道疑似出血，血清 hCG 为 14mIU/ml，超声未见宫内或异位妊娠被诊断先兆流产。经对症处理后，机体恢复正常。在自然流产和没有妊娠症状后月经再次规律，血清复查 hCG 39.6mIU/ml；2 天后为 35.7mIU/ml，诊断为死胎或异位妊娠，通过刮宫发现子宫内膜没有受孕物质。hCG 维持在 32.9mIU/ml，超声检查显示没有其他畸形病变。将血清标本送至参考实验室，发现 hCG 浓度小于 3mIU/ml。经验证发现，血清 hCG 受到异嗜抗体干扰导致出现了假阳性结果。

【沟通体会】

就实验室目前检测手段来说，对于某些疾病的诊断无法做到百分之百的准确。检验医师在分析结果时，应综合分析所有结果，必要时与临床医生进行沟通，说明检测结果的局限性，同时联系患者对结果进行解释，通过重新留取标本等手段进一步追查原因，以保障结果准确性。

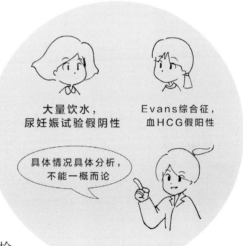

案例中患者由于需要几项检查，由于当初医生没有给其说明检查的先后顺序，导致部分检验项目受到干扰，使得患者对结果有疑惑，检验人员解释清楚以后还需要重新留取标本，降低了工作效率，医学是个相互关联且复杂的学科，需要各个科室共同努力，才能更好地为患者服务。

如果检验结果与临床其他检查不相符，检验人员应该认真解读病历资料，看患者有哪些基础疾病，这些因素会不会干扰检查结果，考虑周全，用其他方法验证或者送给到参考实验室进一步检查，直到把问题解决为止。

（徐　标　李小奇）

21 "拔牙事件"闹的乌龙

【案例经过】

这一天，我在体液窗口值班，一份份小便大便标本接踵而至。我像往常一样一份份操作，照常发出报告。临近中午，一个年轻小伙子，面带焦虑地来到窗口，问我，"医生，您看看我这大便报告，隐血阳性，医生说我这是肠道有出血，考虑有肠炎，建议我先吃点消炎药，回家过几天再来复查大便。可是看网上说肠出血有可能是癌症，我好担心哪，不会有什么大病吧？"，我先是安抚他情绪，

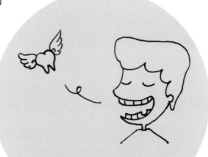

拔牙，居然和大便有关系？

然后询问他信息，查询到他粪便呈硬块，有黏液，隐血+，就诊科室是消化内科，诊断为急性胃肠炎。小伙子自述大约3天前傍晚和几个朋友吃了烧烤，第二天感觉腹胀腹痛，忍了两天，一直也没有排便，肚子胀得很大，所以前来医院就诊。听了他的描述考虑是急性胃肠炎（出血性）。建议他先回去服药，过一到两周缓解后再过来复查大便。

两周后，小伙子自觉症状已经缓解，来复查粪常规。粪便外观形状均已恢复正常，隐血试验，免疫法阴性，化学法仍是阳性。出血还是没有停止？是肠炎的原因还是食物干扰？年纪轻轻肿瘤的可能性太小，我决定从干扰方向下手。询问小伙子最近有没有食用鸭血等动物血制品，肝脏，或大量深色蔬菜等，他说没有。又问近日有没有鼻出血，牙龈出血等？小伙子提及自己3个月前拔过两颗智齿，但是自觉恢复得还不错。说到这里，答案不言而喻。对其唾液进行了隐血试验。免疫法，化学法均是阳性。是拔牙后的微量牙龈出血导致粪便隐血试验的假阳性！听到这些，小伙子也终于放心了。

这是一例典型的大便隐血常遇到的干扰的一种。目前检验科粪便隐血检测方法仍旧是两种或三种方法互补共存的状态。化学法主要检测上消化道出血，灵敏性不如免疫法；免疫法则主要提示下消化道出血。化学法干扰因素相比免疫法要多的多，粪便隐血检查也就对检验人员有了更高的要求，根据两种方法学的结果，参考临床其他指标，才能做出正确的报告。

【经典箴言】

大便隐血检查因其临床指导意义重大，多种方法互相印证非常重要。

【郑立恒博士点评】

这是一例牙龈出血干扰粪便隐血实验产生假阳性的问题。开始患者有胃肠炎症状，出现隐血阳性好像在情理之中，但第二次就诊细心的作者发现了仍是隐血阳性与病情不符，顺藤摸瓜，和患者积极沟通发现了症结所在。事情虽小，但是这种工作态度值得大家学习。目前粪便隐血主要有三种方法：化学法、免疫胶体金法和转铁蛋白法。后两种干扰少，化学法虽然干扰因素多，但可作为免疫法后带现象的互补来使用。

（李小奇　徐　标）

22 腹水常规再思考

【案例经过】

2018 年 2 月 6 日夜班刚接班，就收到一份腹水常规的标本，其外观黄色均匀混浊。混匀后用 SYSMEX XN[20] 的体液模式进行检测，结果 WBC-BF 22 521×10^6/L，PMN（多形核细胞绝对值）21 275×10^6/L，PMN（多形核比例）94.5%；腹水生化 Glu 1.11mmol/L，Cl 102mmol/L，TP 46.5g/L。该腹水白细胞计数明显升高，绝大多数为多形核细胞，考虑感染性腹水。再结合腹水生化葡萄糖低，氯化物低，蛋白高，符合腹腔感染引起的渗出液性质。

由于重症监护室腹水常规送检率最高，我之前咨询 ICU 医生腹水常规对于他们的意义，他们说当腹水中白细胞高，同时以多形核白细胞为主，那就怀疑腹腔感染，然后在腹水细菌培养前就会经验性地给予抗生素治疗，等到腹水培养和药敏回报再进行抗生素的调整，否则细菌在培养过程中会大量快速繁殖，产生毒素危及患者生命。所以对于异常的积液我十分警觉，给值班医生打电话告诉检验结果提示"腹腔感染"，并询问患者病情，建议可经验性应用抗生素治疗。

第二天下夜班，我去病房查病例，找到主治医生得知患者已于昨晚抢救无效死亡！下面我根据时间轴对患者的病情和治疗进行梳理：

2015 年 2 月 11 日，患者以"胸闷、咳痰 3 个月"入院，CT 提示左上肺肿物，左胸腔积液，细胞学找到腺癌细胞。进行一个周期的化疗后出院，然后在门诊化疗并口服靶向药治疗 2 个月后 CT 提示病情进展。

2017 年 12 月 30 日，患者自觉阵发性腹痛，伴恶心、呕吐、纳差、消瘦乏力于当地县医院就诊，CT 提示大小网膜密度增高伴多发结节影，腹腔、盆腔积液，并进行穿刺引流，进行对症治疗后出院。

2018 年 1 月 25 日，患者再次入院寻求进一步治疗，查体：腹中部直径 3cm 肿物，局部轻压痛，无反跳痛，移动性浊音阳性，其余正常。实验室检查除总蛋白和白蛋白稍低，D- 二聚体稍高外其余均正常。

2018 年 1 月 26 日，患者便秘，进食后恶心、呕吐，B 超提示腹水，立位腹平片提示小肠梗阻，之后几天行完全肠外营养治疗。

2018 年 2 月 2 日，患者诉间断性腹痛，乏力体倦，灌肠排出较多宿便，但排气仍较差。然后几天均进行灌肠排便。

2018 年 2 月 5 日，患者口服橄榄油 20ml 后，持续性腹痛，夜难寐，给药止痛效果欠佳，无排气排便。

2018 年 2 月 6 日 15：30，心率 140 ～ 150 次 /min，血压 70/50mmHg，腹胀、口干、大汗，尿少，四肢湿冷。床旁 B 超示大量腹水，深约 8cm。20% 多巴胺注射液维持血压。

2018 年 2 月 6 日 16：40，腹腔穿刺引流 300ml，送检腹水常规和生化，血管活性药物维持血压。

2018 年 2 月 6 日 17：31，回报检验结果，怀疑腹腔感染，静脉输注亚胺培南。

2018 年 2 月 6 日 22：48，患者上厕所后心率 66 次 /min，去甲肾上腺素无效，心率降为 0，血压不可测，强心对症治疗无效，于 22：54 死亡。

病例分析：该患者符合感染性休克中冷休克的临床表现，分析其原因为肿瘤堵塞导致肠梗阻肠壁变薄，细菌和体液渗出到腹腔，形成腹腔感染。大量繁殖的细菌释放内毒素进一步加重肠梗阻，腹腔感染和肠梗阻共同作用使体液和电解质丢失，引起休克最终死亡。如果在 2018 年 1 月 25 日进行腹腔穿刺检查，可能会更早发现腹腔感染，也就有更充分的时间进行抗生素治疗，有可能病情进展不会这么快。

【沟通体会】

腹水常规检查是一个十分普通的检测项目，手工显微镜计数费时费力，做起来有些烦琐，但它对腹腔感染的诊断和鉴别诊断意义很大，因此检验人员对腹水常规标本应尽快进行检测，如为阳性结果应积极联系临床医生以免耽误病情。

老前辈们在腹水的诊断方面总结了许多宝贵的经验，随着新项目的开展对常规的重视不够。用现代仪器进行腹水常规检查，速度、准确性和精度更好，但有时不能放弃显微镜检查，以免漏检。同时多与临床沟通，才能切实提高诊治水平。

【经典箴言】

对于难以获取的体液标本要尽快检测并把结果与临床积极沟通，造福更多的患者。

【郑立恒博士点评】

腹水常规检查是个常规检查项目，但是想把它做得很到位是十分不容易的，标本不染色高倍镜观察如果发现异常，最好离心涂片后染色用油镜观察，像病例中提到的标本非常可能可以看到病原菌，这对于临床的提示作用更强。作者工作做得不错，不仅和临床做到了积极主动沟通，还查阅了患者以前的病例并进行了总结，值得同行学习。

（王　旭）

23 疑似蓝氏贾第鞭毛虫该如何报告?

【案件经过】

一天上午,同事照常进行大便常规涂片检测,突然说有东西在显微镜下动,叫我们去帮忙看是不是蓝氏贾第鞭毛虫,因为在粪便里发现的自然就联想到了。看镜下确实是虫子,一个视野下好几只,活动得比较快,感觉有鞭毛,但看不清具体结构。经几个同事观察后高度怀疑是蓝氏贾第鞭毛虫,我们进行多次涂片瑞氏—吉姆萨染色,均不能发现虫体样结构。

现在问题来了,该不该给临床报告发现蓝氏贾第鞭毛虫,如果报告应该怎么报告?我觉得镜下看见虫子是确定的,应该告诉临床医生疑似蓝氏贾第鞭毛虫,好进一步诊断或者治疗。但是由于染色仍不能确认是蓝氏贾第鞭毛虫,而且有可能是阴道毛滴虫或者自然界其他虫体污染。通过电话问询患者有无腹泻、腹痛和腹胀的临床表现,最近有无不洁饮食。患者说有点腹泻但觉得是结肠癌的原因导致的,最近就是在市场买了些瓜果吃,并无其他特殊饮食变化。通过问询未能发现特殊的线索,于是我们建议患者买干净的便盆清洗干净并晾干,排尿后再用该便盆收集粪便尽快送检。并电话告知主治医生,建议重新留取标本送检,这次就不在报告里书面体现了。同时在组室微信群里也提醒明天做便常规的老师注意这个患者仔细观察鉴别。

本以为这样的报告和与临床沟通很妥当了,但是组长觉得我们处理得不当。于是进行了讨论,组长的观点如下:①虽然电话告知临床医生,但是如果真的暴发感染,医生未规范处理并说检验科未能及时报告,我们没有书面报告和电话录音是说不清楚的。②蓝氏贾第鞭毛虫引起感染性腹泻,也叫旅游者腹泻,患者排出的粪便如果未经消毒处理可能会成为污染源感染其他人,引起暴发流行,后果严重。③需要报告医院感控科,以便进一步预防和处理。

我觉得组长分析更有道理,于是在报告备注里写明:"镜下疑似蓝氏贾第鞭毛虫,已与临床医生沟通,建议重新留便复查",并报告医院感控科。接下来几天都未等来患者送便复查,电话联系临床,患者已去传染病医院就诊。多日后再次电话回访,患者告知传染病医院不能检测,最后去北京友谊医院检查便常规、蓝氏贾第鞭毛虫抗体以及抗原都是阴性。

【沟通体会】

一例看似简单的便常规检测暴露出我们对于疑似感染的结果该怎么报告并不是十分清楚，出具什么样的报告和上报等处理措施对患者带来的影响考虑得太少。

通过查阅资料，我才知道蓝氏贾第鞭毛虫引起的肠炎属于丙类传染病，多为自限性腹泻，若未及时治疗可发展为慢性引起胆囊炎、胆管炎或累及肝脏肿大、阑尾炎等。传染病疫情报告制度中规定丙类传染病应当在24小时内通过传染病疫情监测信息系统进行网络报告。因此，以后再遇到类似情况，应增强意识，查看传染病标准目录、诊断标准以及报告制度。

在与临床的沟通中也要注意保护自己，因为临床工作十分繁忙，再加上医生的责任心因人而异，很多时候我们检验的提示或者建议医生不以为然，他们也存在与检验缺乏沟通的情况，因此最好在报告中备注与临床的沟通情况，以免出现不必要的责任不清等医疗问题。

通过后期的回访以及当时镜下所见，可能患者当天粪便中的虫子为污染导致，如果能第二天复查可能就能排除污染，也不至于辗转多家医院浪费精力和钱财。通过最后与患者沟通，能感受到排除蓝氏贾第鞭毛虫感染后患者以及家属的心情一下子轻松了，如果检验人员或者临床医生能向患者解释清楚这个病的情况以及可能造成的影响，患者可能就不会那么紧张。医患是并肩作战的战友，多点沟通，多一份责任心和关心，医患关系其实没有想象中那么难。

【郑立恒博士点评】

随着生活条件的提高，现在临床诊疗中寄生虫越来越少见，检验人员由于经验缺乏粪便常规中的寄生虫很可能漏检，即使发现寄生虫也很难确诊，年轻医生要加强寄生虫形态的学习，以应不时之需。

（王　旭）

24　不一样的尿沉渣

【案件经过】

今天一个甲状腺癌的女性患者的尿常规结果中隐血阴性，但尿有形成分分析仪中红细胞计数 73 个 /μl，超过正常参考区间。于是我们将该份尿1 500r/min 离心 5 分钟后弃去上清，然后将尿沉渣吹吸混匀后冲入计数池中。

先用低倍镜观察，发现镜下红细胞并不多。我习惯性的调整载物台多看几个视野，咦……，镜下有什么东西在动！旁边同事头也没回地说了一句："布朗运动吧？"

我顺着运动的轨迹仔细观察了一会，确认不是布朗运动，这是个活物！只见它在尿液中快速穿梭，突然又掉头，好像海中的快艇一般！当时我们第一反应是寄生虫，结合尿液标本中可能出现的寄生虫有阴道毛滴虫和由于大便污染的蓝氏贾第鞭毛虫。

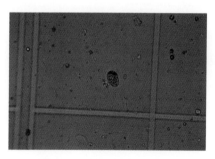

图 24-1　草履虫（高倍镜）

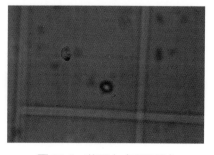

图 24-2　草履虫（高倍镜）

同事这时也过来了，我们切换高倍镜想看清楚这个小家伙有没有鞭毛和细胞核，但是高倍镜下该生物一下就跑出了视野。根据它的移动我们调整显微镜载物台进行追踪，仔细观察，看不到任何鞭毛，但感觉它膜上有更细的（纤毛样）结构将周围的物质往外推，或者吸入体内（图 24-1）。它的体内有一些小圆球，还有一些细菌在活动。一端颗粒较少，感觉像嘴部，去触碰尿液中的细菌等颗粒；另一端颗粒较多，并相对集中。我们还注意到它还不是在一个平面运动，就像海里的鲸鱼，时而浮上来，时而又潜下去，过程中还转动身体。在它转动身体的过程中还能看见它腹部有一道斜着的折叠痕迹（图 24-2）。由于它没有鞭毛和核，并且体积更大，我们排除了阴道毛滴虫和蓝氏贾第鞭毛虫的可能。

我们再接着找，看看能不能有更典型的形态特征，这时另一条虫子出现在我的视野中。对，不是像刚才的一"个"，而是一"条"！它和刚看到的虫子明显就不是一种生物，它更像线虫，尾端尖细，头部稍钝（类似蚯蚓的头部）（图24-3）。当时我们也怀疑过蛲虫，但蛲虫是肉眼可见的白色虫体。通过将剩余的尿沉渣吹吸混匀后对着光观察未发现任何线形虫样物质。几次冲池中几乎每次都能看见一条这样的线虫，它经常在计数池边缘扭动（图24-4），有的只是转动头颈部向四周探索周围环境，有的像鳝鱼摆动身体移动。

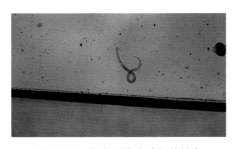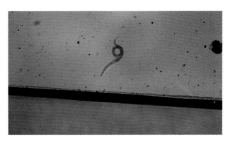

图24-3　粪类圆线虫（低倍镜）　　　图24-4　粪类圆线虫（低倍镜）

通过查阅尿沉渣图谱无果，全组老师们也进行了观察和讨论，不知道这两种虫子是不是寄生虫，更不知道它们都是啥，到底是不是寄生虫。也不知道快速移动小虫是不是线虫的幼稚阶段，于是我们在一个临检微信群中向专家前辈们请教。通过图片和视频，有前辈遇到过，认为小而快的虫子是草履虫，怀疑是留尿容器被污染导致的。另一种虫子被认定为粪类圆线虫，怀疑是粪便污染导致的，建议重新留取标本。我们再通过比对网上草履虫和粪类圆线虫的照片，更加确定就是它俩。

于是我们联系临床医生，告知情况，医生反映患者无任何寄生虫感染症状，同意重新留取标本复查。患者下午留取新鲜尿液标本后进行检测，仪器检测结果完全正常。我多次将尿沉渣冲池，显微镜下多个视野下都没有再找到小虫和线虫。通过询问家属，得知患者是用一个不清洁的小桶盛尿后再倒入尿管中。谜团终于解开，前一份尿中的草履虫和粪类圆线虫均来自于不清洁容器的污染。

标本的规范化留取很重要，像这个案例中标本留取方式错误，即使实验室质量控制得再完美，得到的结果却与患者情况大相径庭。因此，再次强调标本规范化留取的重要性，不要忽视！

如果门诊患者结果异常无法找到患者联系方式时，可搜索患者之前的报告，如果住过院，一般都可以从电子病历的入院记录里找到。沟通时要语气温和，不要制造紧张气氛，打消患者和家属的顾虑，取得患者配合。

自从有了自动化尿液分析仪后，尿常规看似是一个很简单的工作，但尿中成分种类太多，仪器不可能完全识别，还可能有被污染而进入的虫子和其他物质等。仪器检测方法有其局限性，因此建议在尿干化学与沉渣不符时尽量显微镜镜检复核。

现在医院标本量很大，而人员相对缺少。但在繁重的工作中，镜检时也不要只看一两个视野，应该多视野下镜检，这样有可能提高疾病相关证据的检出率。

【郑立恒博士点评】

随着生活条件改善以及全民卫生意识的提高，寄生虫或者其他虫体虫卵在城市中少见，很多年轻检验人员见得少，不够重视，肯定会造成漏检。建议临检室所有人员都参与到各级室间质评工作中来。遇到不认识的虫体或者虫卵形态应积极查阅资料，并向专家前辈们请教，不断积累经验，尽量避免漏检，提高实验室诊断水平。

（王　旭）

25　小伙的精子怎么这么少？

【案例经过】

某日，体液窗口来了一位年轻的小伙子，他想做婚检精液检查。我告诉他先去婚检室开"精液动态分析"与"精液形态学分析"申请单。1小时后，小伙子羞答答地递进来一份精液。精液动态的结果（图25-1）显示：

精子的总密度仅有 1.0×10^6 个 /ml，被检精子总数 21 个，运动活跃型＋非活跃型（PR+NP）占 4.8%。如果从此报告分析，足够少精症和精子活力下降的诊断。在结果签发之前，需要问询检查者有无引起相关病症的诱发因素：①是否患过腮腺炎、睾丸是否受过外伤？②是否长期接触强放射性物质？③取精方式、是否采集了所有的精液，尤其是起始阶段？结果一直压着不发就等他回来，因为长时间不能打印报告，他可能觉得有问题，过来的时候他显得很紧张，我问了他以上三条结果都否认了。没人的时候我问他："你在射精的时候是否把所有的都收集全了，没有把一部分弄在容器外边吧？"他说："留取精液的时候最开始一部分弄到外边了，医生我不会有什么病吧？"。我说："精子密度最高的部分就是最前面那部分，你的精子数少可能是没有完全留取造成的，不用担心，过几天再复查吧。下次来前一定要注意：①禁欲时间 2～7 天。②留取全部的精液于无菌杯中。③请在门诊三楼取精室留取，留好后 15 分钟内送检。"

实验室检查：

精液动态学结果：

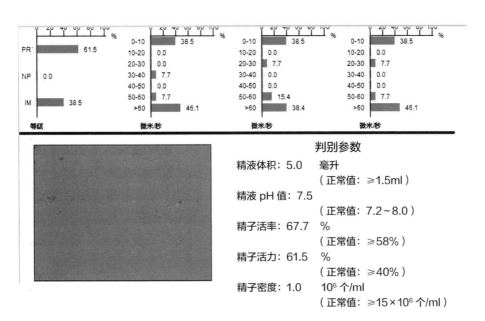

图 25-1　第 1 次精液动态分析结果

7天后，小伙子又来了，复查的精子动态结果显示，精子总密度达56.4×10^6个/ml，被检精子总数423个，其中运动活跃型+非活跃型（PR+NP）占42.1%。精子动态结果如图25-2。

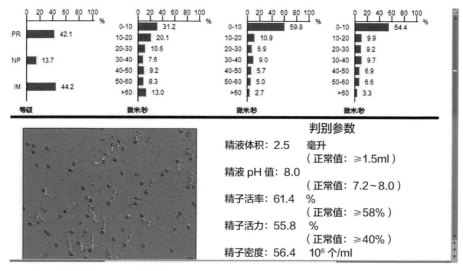

图25-2　第2次精液动态分析结果

前后2次结果相差这么悬殊，是留取标本造成的，可见标本的质量控制是多么重要。

【沟通体会】

检验科的工作不应该是以标本为中心，只对标本负责，这样有的时候会误诊漏诊，而应该是以患者为中心，见到异常的结果一定要联系临床医生甚至患者，亲自了解结果异常的可能原因，必要的情况下要重新留取标本检查，这样发出的结果心里才踏实，真正地为临床服务，造福更多的患者。

精液检查对于医生来说是家常便饭，但是对于普通的患者来说可能觉得抹不开面子，在和患者沟通的时候要注意回避周围的人，不要让他们感到难堪，这样才能收集到更多有用的信息，提高工作效率。

【经典箴言】

检验前的质量控制非常重要，一个好的标本是得出一个好的结果的前提。

【郑立恒博士点评】

检验科的质量控制分三部分：分析前、分析中、分析后，每个环节对结果的正确性均起着不可忽视的作用。其中分析前标本的质控最为重要，如果标本都不合格，后面的质控做得再好都是白搭。精液与血液标本不同，它是一个不均匀体，富含精子的初始部分如果收集不到，将严重影响结果的可靠性。精液标本的采集方式也比较特殊，只能被检查人亲自采集，所以采集前要和其进行充分的沟通，告知必要的注意事项，这样才能事半功倍。

（孙海芳）

26 隐球菌免疫学测定对隐球菌脑膜炎早期诊断功不可没

【案例经过】

患者女性，29 岁，因头痛、头晕，恶心、呕吐、发热 2 个月，加重 1 天于 2018 年 4 月 3 日入院，既往：结缔组织病（溶血性贫血）病史 10 个月，应用甲泼尼龙治疗至今。查体：脑膜刺激征，病理反射阳性。4 月 2 日外院腰穿颅压大于 350mmH_2O，蛋白 0.95g/L，葡萄糖 1.4mmol/L，氯化物 120.6mmol/L，细胞数 190×10^6/L，单个核细胞为主，墨汁染色阴性。4 月 4 日复查腰穿：颅压 290mmH_2O，蛋白 0.9g/L，葡萄糖 1.9mmol/L，氯化物 120.0mmol/L，细胞数 119×10^6/L，单个核细胞为主。脑脊液隐球菌免疫学 LFA 测定阳性，墨汁染色阴性，阿利新兰染色阴性，改良抗酸染色阴性。

患者以"结核性脑膜炎"收入院，通过两次脑脊液常规生化检查考虑结核性脑膜炎可能性大，但第二次脑脊液化验时，发现脑脊液隐球菌免疫学 LFA 测定阳性，于是临床医生与检验科医生沟通，多次复查墨汁染色、阿利新兰染色，但均未发现阳性结果。

患者病程已 2 个月，脑膜炎仍未定性，究竟是结核性脑膜炎还是隐球菌性脑膜炎？下一步如何治疗？经过多学科会诊，检验科建议先对症治疗几天后，再次复查腰穿，4 天后脑脊液化验结果显示：隐球菌免疫学测定仍阳性，但除此之外还有惊喜发现，墨汁染色阳性、阿利新兰染色阳性（图 26-1），明确诊断为隐球菌性脑膜炎，立即告知临床医生，给予系统抗真菌治疗。

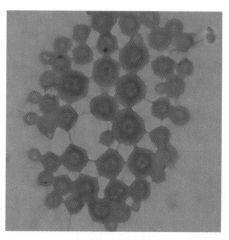

图 26-1　脑脊液阿利新兰染色（1000×）

【沟通体会】

隐球菌病的免疫学诊断临床上最常用的为隐球菌荚膜抗原的检测，其方法有乳胶凝集试验（LA）、酶联免疫分析法（EIA）及侧流免疫层析法（LFA）等，其中 LFA 因其简单、快速，已成为目前国内临床上诊断隐球菌感染最常用的方法之一。

LFA 又称"金标法""胶体金免疫层析法"，其可用于定性、半定量检测血液、脑脊液、中段尿中隐球菌荚膜多糖抗原，操作简单，报告快速。研究结果显示检测血液标本敏感性可达 100%，检测尿液标本的敏感性可达 70.7%～92.0%。

隐球菌荚膜多糖抗原阳性提示隐球菌感染，滴度的高低提示疾病的严重程度，在隐球菌病的早期诊断时起到重要作用，但值得注意的是，由于死亡的隐球菌菌体仍持续释放荚膜多糖抗原，而机体清除此类抗原较慢，即使在有效治疗数月后，患者体液多次真菌涂片及培养转阴后，体液的抗原检测仍可阳性，所以抗原检测是否转阴不能作为隐球菌病是否治愈的指标。

对于隐球菌免疫学 LFA（侧流免疫层析法）检测阳性的患者，要积极和检验科沟通，争取尽快找到病原菌。

【韩利军主任医师点评】

隐球菌脑膜炎和结核性脑膜炎的脑脊液常规生化以及影像学没有特异性差别，容易互为误诊。有结缔组织病，长期应用激素的患者，为隐球菌的易感人群，一旦发现 LFA 检测阳性，临床上应多加重视，尽快和检验科沟通，积极寻找病原学依据，以免造成误诊。

（秦桂香）

27 脑膜癌病——脑脊液细胞学一锤定音

【案例经过】

"秦医生，麻烦您看看这份脑脊液细胞学标本。"

"这是那个 63 岁女性，头痛 4 个月，食欲减退、乏力 1 个月住院，外院脑脊液化验怀疑结核性脑膜炎入院的那个患者？"

"是的，秦医生。"

"患者今日刚入院，刚才腰穿颅压正常，脑脊液化验结果蛋白 8.5g/L，细胞数 $178 \times 10^6/L$，单个核细胞为主，葡萄糖 2.2mmol/L，氯化物 122mmol/L。2015 年 3 月曾右肺腺癌手术切除，脑脊液细胞学有异常？"

带着疑问低倍镜下观察，真的有异常细胞，油镜下仔细辨认，嗯，发现肿瘤细胞（图 27-1），并可以见到肿瘤细胞的有丝分裂相，诊断考虑肺癌脑膜转移？翻看患者入院时自带头颅磁共振，MRI 增强扫描左侧侧脑室后角、小脑蚓部左侧、左侧放射冠区病灶呈不均匀环形强化，符合血源性转移强化表现。此患者临床诊断考虑脑膜癌病、颅内转移癌，腺癌可能性大。

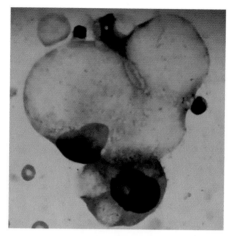

图 27-1　脑脊液瑞氏 - 吉姆萨染色（1000×）

【沟通体会】

　　脑膜癌病也称癌性脑膜炎，是由于恶性肿瘤在脑和脊髓蛛网膜下腔和软脑膜内弥漫性转移，并随血管周围间隙侵入脑皮质而引起的一系列临床综合征，由于多发生于原发病灶出现症状之前，且临床表现无特征性，患者早期临床表现往往仅有脑膜刺激征和颅内压增高，随后可相继出现全脑症状。其中以脑膜刺激征最常见也最突出，故极易与脑膜炎相混淆，以往仅在尸检后才能确诊。随诊脑脊液细胞学的发展及检查能力水平的提高，通过此项检查可早期确诊脑膜癌病。

　　脑膜癌病可分为原发性和继发性，前者是由中枢神经系统的原发肿瘤的种植或浸润脑膜而引起，后者多见于其他系统肿瘤经血液或淋巴液转移而发生，最常见于肺癌和乳腺癌等转移所致。

　　对于有肿瘤病史的患者，如果出现了脑膜刺激征，要考虑是由于患者免疫力低下引起的隐球菌性脑膜炎、病毒性脑膜炎还是结核性脑膜炎等，还有就是肿瘤细胞脑转移，诊断脑膜癌的金标准就是脑脊液细胞学或者病理活检发现肿瘤细胞，但是病理活检创伤大，一般不会轻易采取此技术，而脑脊液细胞学全国整体应用不佳，很多患者由于误诊而延误治疗。

【经典箴言】

　　脑脊液细胞学检查诊断脑膜癌病的金标准，首次检出恶性细胞的阳性率达 45% ~ 50%，是头部 CT、MRI 等技术不可替代的检测手段。

患者头痛 4 个月，多家医院就诊未明确诊断，入院当日一次脑脊液细胞学检查即发现肿瘤细胞，结合其既往肺癌病史，考虑脑膜癌病及颅内转移，脑脊液细胞学检查一锤定音，为下一步治疗争取了时间，希望大家重视脑脊液细胞学的研究和应用。

（秦桂香）

28 脑脊液细胞数较高时一定要警惕中枢神经系统白血病

【案例经过】

"秦医生，这个患者的脑脊液白细胞数实在太高了，为 $8\,980 \times 10^6/L$，单个核细胞为主。"

"其他化验结果呢？"

"腰穿颅压：230mmH$_2$O，脑脊液生化：蛋白2.6g/L，葡萄糖2.3mmol/L，氯化物120mmol/L。血常规：白细胞、红细胞及血小板均正常。"

"请详细叙述一下病史。"

"女性，44 岁，主诉颈部僵硬、头痛 2 个月，加重伴视物模糊、恶心 40 天，病程中曾出现 2 次晕厥，查体：颈强直三横指，克氏征阳性。"

"患者有没有发热？脑脊液白细胞数 $8\,980 \times 10^6/L$？单个核细胞为主？如此高的白细胞数，首先考虑化脓性脑膜炎，但是与临床症状不符，且细胞分类单个核细胞位置，也不符合化脓性脑膜炎细胞学特点，那是什么性质的脑膜炎？还是看看脑脊液细胞学检查结果再分析吧。"

脑脊液细胞学结果回报：见大量的异常幼稚细胞。患者虽然血常规正常，未提示血液系统疾病，但因脑脊液中见到大量异常幼稚细胞，故建议临床医生尽早行骨穿及流式细胞术检查明确诊断。

患者一周后骨穿检查结果：骨髓增生明显活跃，粒红比例正常，请结合临床。外周血涂片：外周血分叶核粒细胞比例增多，占 82%，偶见晚幼粒细胞，成熟红细胞形态大致正常，血小板成簇易见。脑脊液流式细胞仪检测：P4 占有核细胞 5.43%，主要表达 CD10、CD19、CD38，部分表达

CD34，为异常 B 系幼稚细胞。临床诊断考虑：急性淋巴细胞白血病 -comB 型，转入血液科进一步治疗。

【沟通体会】

中枢神经系统白血病为全身性疾病的一部分表现，一般在脑脊液细胞学检查前，白血病的诊断多已确立，故其诊断相对较为容易。中枢神经系统白血病可发生在疾病的各个时期，但常发生在治疗后缓解期，这是由于化疗药物很难通过血脑屏障，隐藏在中枢神经系统的白血病细胞不能被有效杀灭，因而引起中枢神经系统白血病，临床上轻者表现为头痛、头晕，重者有呕吐、颈项强直，甚至抽搐、昏迷。

本例患者的特点是病史 2 个月，以脑膜炎为首发症状，血常规未见异常，多家医院就诊均未明确脑膜炎性质，且患者临床症状及血液化验检查均未提示存在血液系统疾病，入我院后经脑脊液常规生化及细胞学检查发现大量异常幼稚细胞，后骨穿及脑脊液流式细胞术等一系列检查诊断为急性淋巴细胞白血病。

【经典箴言】

对于脑脊液白细胞数异常增高，并且主要是单个核细胞的患者，要警惕是以白血病细胞脑转移为首发症状的白血病。

【韩利军主任医师点评】

中枢神经系统白血病多发生在白血病治疗后缓解期，故对于没有白血病史，以脑膜炎为首发症状，且血常规提示白细胞正常的患者，常忽视了早期白血病细胞转移到中枢神经系统的可能。此病例脑脊液白细胞数严重高于正常，脑脊液细胞学中见到大量幼稚淋巴细胞，给临床的诊断有重大提示作用，这也是脑脊液细胞学的魅力所在，应加强其研究和应用。

（秦桂香）

【案例经过】

患者，女，75岁，因"全身乏力、闷热1年余"为主诉入院。病史很简单，查体除了听力明显下降，无其他神经系统阳性体征，入院后给予调节神经、心理疏导等治疗。住院期间患者输液过程中出现寒战高热，体温达39.2℃，入院时胸部CT及血常规未见异常，考虑可能为输液反应，立即更换输注液体，给予地塞米松磷酸钠注射液5mg静脉推注，同时肌注复方氨林巴比妥注射液4ml，患者体温逐渐下降。就此，我们想这个患者该顺顺利利出院了。但事实并非如此，6小时后患者再次出现上述症状，但此时患者未输注液体，急查血常规示白细胞总数正常，中性粒细胞比例稍高。未诉咳嗽、气短及腹部不适等症状，询问她尿路是否正常，说没有明显不适，查看尿常规却发现白细胞+，为什么会发热，感染源在哪里？下一步该怎样治疗？血象不高，先抗病毒治疗，但治疗效果不理想，家属疑惑为什么连个体温都控制不住，对治疗效果不满意！是什么原因引起的发热？诊治陷入僵局中。

电话联系检验科，讲了患者的病情，我说不考虑有尿路感染，因为血常规白细胞不高，询问有无新的检查项目，明确感染原因。检验科医生马上查阅了所有检查结果，发现患者尿白细胞是+，同时尿沉渣显示尿细菌数>9 000/μl，他说如果留取的是合格的尿标本，那尿路感染的可能性比较大，建议行降钙素原检查，我听从了检验科的建议，急查降钙素原为6.1ng/ml，提示有细菌感染，并非病毒，结合尿液中有大量的细菌，提示存在泌尿系感染。立即给予抗生素头孢哌酮舒巴坦钠静滴2天，患者体温降至正常，几天后复查尿常规未见异常。

【沟通体会】

尿常规检查是三大常规之一，虽简单，但也是早期发现泌尿系感染的重要项目，部分临床医师未重视，不能全面理解各个项目的临床意义，对几个指标进行综合分析能力还待提高。临床中留取尿液有污染是非常常见的，女性患者应先清洗外阴，再留取中段尿，否则会污染细菌，如果尿中没有白细胞，亚硝酸盐正常，检出细菌首先考虑是污染造成的，如果白细胞＋、亚硝酸盐升高，细菌数明显增高提示尿路系统感染，临床医师有不懂的问题，一定要积极与检验科沟通，必要时做一些其他检查，从而及早进行诊疗，减轻患者疾苦，减少不必要的医患矛盾。

【郑立恒博士点评】

此病例看似很简单，但是诊断过程并不是十分顺利，值得深思。老年患者由于机体的反应能力差，其血常规参数不一定和感染的程度十分吻合，所以发热、血常规白细胞数正常的患者并不能排除细菌感染。尿常规大家都习以为常，但是真正能把所有参数综合透彻分析的不是很多，临床医生要不耻下问，有问题或者疑问应积极和检验科医生进行有效沟通，实现多学科联合诊疗，提高自己的专业水平。

（刘　云）

30　一指定乾坤

【案例经过】

患者，男，69岁，因"头痛10天，伴视物成双3天"为主诉入院。入院时查体左眼外展受限，下视欠充分，复视，四肢肌张力适中，肌力检查未见异常。入院时行头颅MRI示未见异常；脑脊液常规示白细胞 $7 \times 10^6/L$，脑脊液生化示蛋白升高，糖减低，诊断为病毒性脑炎，给予更昔洛韦抗病毒治疗1周，患者自觉上述症状未缓解，患者家属因治疗效果不满意转院治疗。接诊临床医生仍考虑为病毒感染的可能性大，依据此患者发热不明显，既往体健，查体有明显的神经系统受损体征而头颅MRI示未见异常，脑脊液常规正常、生化示蛋白高，糖低，患者结核性脑膜炎、化脓性脑膜炎、隐球菌脑膜炎及自身免疫性脑炎可能性不大，多考虑为病毒性脑炎可能性大，考虑患者可能对更昔洛韦不敏感，改为阿昔洛韦继续抗病毒治疗5天，患者病情无好转迹象。

管床医生找我，问："你做脑脊液细胞学检查，觉得这个患者还有可能是什么病？"我说："此患者不发热，脑脊液白细胞数正常，但是蛋白高，糖低，出现了细胞蛋白分离，抗病毒治疗这么长时间不好，不能排除颅内肿瘤的可能，建议多做几次脑脊液细胞学检查。"脑脊液细胞学检查第一次只见几个淋巴细胞，第二次终于守得云开见月明，片中终于找到了 3 个肿瘤细胞（图 30-1 ~ 图 30-3），虽然不多，但足以一锤定音，考虑颅内肿瘤转移。马上把结果电话通知管床医生，建议查找原发肿瘤灶。后行头颅 MRI 增强未见有强化，肺部 CT、腹部 B 超等检查未见异常，最后胃镜检查发现胃癌，进一步证实脑脊液细胞学检查的意义，诊断胃癌脑转移转肿瘤科继续治疗，算是给患者及家属一个明确的交代。

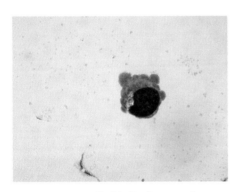

图 30-1　肿瘤细胞（1000×）

图 30-2　肿瘤细胞（1000×）

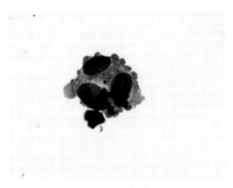

图 30-3　肿瘤细胞（1000×）

【沟通体会】

有部分肿瘤，如胃癌、肺癌、乳腺癌，在原发病灶还没有明显出现时，肿瘤细胞就脱落随血流进入蛛网膜下腔而在软脑膜上生长，早期影像学可以没有任何异常，但是出现脑膜刺激征，十分容易误诊为结核性脑膜炎和病毒性脑膜炎，如果按结核性脑膜炎治疗无效，就会想到是不是结核菌耐药或者用药强度不够，误诊时间很长，最后不得不走到开颅活检的地步。临床医生对于有脑膜刺激征的患者，如果治疗一段时间效果不佳，一定要积极和检验科进行沟通，引起检验科的重视，多次送检脑脊液细胞学可以明显增加检出肿瘤细胞的概率，一旦发现肿瘤细胞就是诊断脑膜癌的金标准。及时诊断有利于及早进行化疗，提高患者的生存质量和生存期。

【郑立恒博士点评】

脑脊液细胞学是一项非常重要的诊断颅内疾病的技术，对于脑膜癌，它是诊断的金标准，对于有脑膜刺激征，不发热，同时脑脊液出现了细胞蛋白分离现象，但是患者肢体活动不受限的患者，要想到脑膜癌的可能，通过多次送检细胞学积极寻找肿瘤细胞以得到及时确诊。

（刘　云）

31 没有高大上的二代测序一样可以做好诊断

【案例经过】

患者，女，农民，家境贫寒，因"尿频、尿急、尿痛6天，发热、腰痛1天"入院。住院后行尿常规示白细胞 $172 \times 10^6/L$，诊断急性肾盂肾炎，给予静滴哌拉西林钠他唑巴坦钠、阿米卡星抗炎治疗，患者尿频、尿急及尿痛症状明显缓解，但患者仍有发热，体温波动在 $37.3 \sim 38.2 \, ^\circ\!C$ 之间，发热时患者诉头痛剧烈，不能忍受。请神经内科医师会诊，考虑中枢神经系统感染，建议行脑脊液生化、常规、细胞学检查。患者行腰椎穿刺术，测颅压 $160\text{mmH}_2\text{O}$，脑脊液生化示蛋白 1.1g/L，葡萄糖及氯化物正常；脑脊液常规示白细胞数 $1\,200 \times 10^6/L$，单个核细胞95%，多个核细胞5%。脑脊液细胞学：白细胞数 $1\,248 \times 10^6/L$，片中可见大量体积大的细胞及有丝分裂象（图31-1，图31-2），以淋巴反应为主，未见到中性粒细胞，这是我从事脑脊液细胞学以来，第一次看到这么多的大细胞及有丝分裂细胞，不敢肯定是不是肿瘤细胞。我把片子让我的老师看，老师说考虑为激活的单核细胞及大淋巴样细胞，那么此患者考虑为中枢神经感染是明确的，关键是病毒性脑膜炎？结核性脑膜炎？化脓性脑膜炎？此患者脑脊液细胞数这么高，且蛋白也高，化脓性脑膜炎及结核性脑膜炎是需要考虑的，但是有不符合点，怎么一个中性粒细胞没找到；如果是病毒性脑膜炎未曾见过这么高的白细胞数。好纠结，后来，我和临床医生联系，把我的疑问和他进行了交流，我说从脑脊液细胞学来看，虽然细胞数很多，但是没有中性粒细胞，为淋巴细胞学反应，虽然比教科书上所讲的病毒性脑膜炎的脑脊液白细胞数多得多，但是结合病史及查体无脑膜刺激征等，还是更倾向于病毒性脑炎，是什么病毒感染呢？因患者家境贫寒，外送二代测序昂贵，全自费，不能承受。家属说相信我们的诊断能力，愿意先诊断性治疗，于是给予更昔洛韦抗病毒治疗，一周后复查脑脊液，白细胞 $180 \times 10^6/L$，单个核细胞 92%，多个核细胞 8%；脑脊液生化示蛋白 1.3g/L，葡萄糖及氯化物正常，脑脊液细胞学：片中大淋巴样细胞明显减少，未见到中性粒细胞。患者抗病毒治疗有效，患者很快顺利出院。

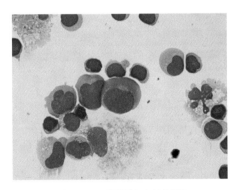 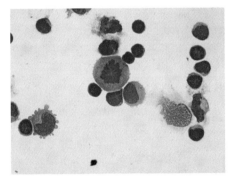

图 31-1　体积较大的细胞　　　　　图 31-2　有丝分裂象细胞

【沟通体会】

　　学海无涯，在日常的诊疗活动中，经常会遇到与教科书所讲出入较大的问题，这时就需要不同科室之间共同商讨来定夺诊疗方案，大家集思广益，检验的某个结果往往不能完全定性，但是有时可以给临床指出一个方向，但是临床对于结果的解读可能不全面或者误读结果，需要科室之间进行积极沟通，这样才能给患者及时的治疗方案。

此病例当给患者家属沟通进行高大上二代测序检查时，他们表示确实无法承受，但是没有确切的病毒种类的报告，下一步就无法进行了吗？还有其他的更好的补救措施吗？假如检验和临床不积极联系，只给他们一个脑脊液分类的结果，他们是无法进行疾病的定性的，或许既然诊断不清，那就抗生素全覆盖，一点针对性也没有，既增加了患者的经济负担，也增加了患者的代谢负担，对于患病的身体是雪上加霜。通过科室间的沟通，共同解读了检查报告，找到了一个定性的方向，进行了有针对性的治疗，最后得到了一个圆满的结果。

【段鸿飞主任医师点评】

脑脊液细胞学的魅力所在：一个是如果找到了有金标准意义的细胞可以一锤定音，另一个是给临床诊疗至少可以提供一个方向，不至于像无头苍蝇一样，进行药物的全覆盖。此病例的脑脊液白细胞数确实很高，超过了教科书上病毒性脑膜炎在 $500 \times 10^6/L$ 以下的标准，但是检验者通过对脑脊液细胞学和常规生化检查结果综合分析后，与临床积极沟通，找到了定性的方向并进行及时的诊断性治疗，效果良好，值得大家学习。

（刘 云）

32 奇怪的粪便外观

【案例经过】

前几天，一同事着急地找到我，让我给她女儿做个粪便隐血，"怎么啦？吃坏肚子啦？""不是，好像肠道出血了，粪便是红色的。"让我赶紧看一下。她打开带来的粪便，我观察了一下外观，确实是红色，但这种红与消化道出血的颜色似乎有点不一样，非常均匀的红色，整体偏浅，不似上消化道出血的那种红的发黑发亮，也不似下消化道出血那种黄中嵌着红的颜色。我一边做着涂片兼隐血试验，一边问道："这大便是从抽水马桶里取的还是其他什么地方？""不是，这个我知道不能从马桶里取。""我不是这个意思，我想知道如果是从抽水马桶里取的，有没有注意到粪便周边的水有没有颜色。""不知道，但小便颜色好像也有点深。"我又问了一下小孩近阶段的饮食情况，同事也说不清楚具体吃了什么。"那有没有吃带色素的菜或水果。""吃了，红心火龙果。""对了，没事，这就是吃了红色火龙果后的颜色，放心吧，你家小孩没事。"这时粪便隐血结果也出来了，果然两种方法（化学法和免疫法）都阴性，同事一颗悬着的心也放了下来。看着她高兴地离去。我忽然想起2年前的一患者了，记得来的时候已经是下午4点多了，临床诊断：待查。她让我仔细地给她化验。她告诉我，她在乡下卫生院已经看了2天了，没查出什么问题，但觉得自己有问题，我问"为啥您觉得自己有问题，哪里不舒服？"她说："已有两天粪便有血了，但卫生院就是说没问题，所以今天特地赶到城里大医院来看的，有点晚了，不好意思，但还是麻烦您给看仔细了。""您放心吧，我一定给您看仔细了。"我让她先去留粪便标本，一会儿她取了标本过来，我一看颜色：果然红色，涂片镜下未见红细胞及白细胞，隐血试验：阴性。我跟患者说："确实没出血，放心吧。""不对，您再看看，不出血大便怎么会是红色？连抽水马桶里的水都是红色的，我快吓死了，您再看看吧。"我一听患者的叙说笑着问："这几天您是不是吃了红苋菜？""对的，您怎么知道的？我最喜欢吃红苋菜了，连汤都泡饭吃了，每天都吃，据说补血。""您回去把苋菜停了，再看看您的大便的颜色，保准没了，这不是血，是苋菜的红色素。"患者将信将疑地看着我，"真没出血？""安心回家吧，真没事。"这时患者才放下了悬着的心，不停地说着"谢谢！"走了。

【沟通体会】

一些水果蔬菜中含有高浓度的天然色素——花青素，这些天然色素并不能被人体完全吸收，而从肠道、尿道排出体外，致使分泌物失去原有的颜色而影响外观的判断。临床检验结果常常受药物、饮食、运动等诸多因素影响，作为检验人员要主动去获取必要的患者信息。检验标本外观的"不正常"并不意味着真正的异常，当患者对结果提出疑义时，作为检验人员，要全面掌握信息，及时沟通，给予合理解释，消除患者疑虑。

【朱雪明主任医师点评】

此案例在实际工作中非常常见，但是能不能给患者一个满意的答复需要医学基础知识和沟通技巧，检验工作者不能只局限于检验结果的准确性，对于临床诊断，认为是医生的事，与己无关。检验除与临床沟通外，有时还需要和患者沟通，及时解决患者的疑问，改善医患关系，减少纠纷。

（孙兰云）

33 粪便隐血检测的是是非非

【案例经过】

这个案例是发生在检验科更换粪便隐血检测试剂后的某一天中午，我正好在休息，中午值班的同事拿了一患者粪便隐血试剂条过来对我说："孙老师，我觉得这个隐血试剂有问题。"我问："为什么？"她说："这个粪便是黑色柏油样，我觉得隐血应该是阳性，可做出来是阴性。""是吗？"我抬头看了一下试纸条，确实是阴性，我起身来到工作间看了一下粪便的性状，确实是柏油样的，我让她把粪便稀释后重做隐血，同时加做化学法，5分钟后她过来说："两种方法均是强阳性，那为什么原先是阴性？是不是免疫法不如以前的化学法？"我笑了笑，并没有告诉她缘由，只是对她说："具体原因我现在不告诉你，你回家翻一下你的教科书，看一下粪便隐血化学法与免疫法各自的优缺点，明天告诉我，若找不到我再给你解释。"第二天一早，我见她就问："怎么样？我昨天交代的事情回去做了吗？""做了，是钩状效应，还好我没把报告发出去，而是问了您一声。"

在2017年上半年以前一直采用的匹拉米洞法，其灵敏度和特异性均属中等，Hb在1~5mg/L即可检出，消化道有5~10ml出血即为阳性；2017年下半年起，根据要求开始使用推荐的免疫法，但由于免疫法的灵敏度和特异性均高于化学法，阳性率虽然提高很多，但刚开始使用期间，由于大家对免疫法的认知不足，出现了一些误读，期间断断续续也接到临床投诉，说隐血结果跟临床症状不符，多次跟临床沟通后，多家试剂进行比对，逐步调整检测方法，现采用双联法，即免疫与化学法同时检测，弥补了两种方法学的不足。

　　粪便隐血在粪便化学检查项目中是最有临床意义的检验项目，反映的是整个消化道出血情况，其检测原理有化学法和免疫学法两种，两种方法各有自身优点和不足。化学法其灵敏度、特异性与粪便血红蛋白浓度、过氧化酶浓度及显色物质有关，当粪便隐血极微量或服用大量维生素 C 时，可能会出现假阴性；同时亦受食物或某些药物影响而产生假阳性。免疫法具有特异性强、灵敏度高等优点，但当消化道大量出血时，粪便血红蛋白浓度过高，会出现带现象或者血红蛋白被消化酶降解变性而导致假阴性。根据两种方法学的优缺点分析，上消化道出血时化学法比免疫法阳性检出率高，下消化道出血时免疫法比化学法灵敏度高，如果单纯使用一种方法检测粪便隐血，可能因为方法学的某些缺陷而产生一定的假阳性或假阴性结果。因此，对于检验工作者而言，熟练掌握各种检测方法的原理，寻找、设计合理的检测方案，对于提高检验结果的质量至关重要。

【朱雪明主任医师点评】

　　临床检验中某一物质的检测，可能存在多种方法，如何选择一个合适的方法，才能获得有价值的检验结果，是检验工作者必不可少的功课。对于每一个新方法的使用，检验人员必须详细阅读说明书，充分了解其原理、注意事项、方法的局限性等，才能更好地服务于临床。

（孙兰云）

34　尿液中的不速之客

【案例经过】

　　一天下午 4 点多，临近下班。对于急诊检验来说，是一天中最忙的时候，但不管多忙，都是要按要求去做，不容马虎，尤其是尿液检验，所有与干化学不符的都需离心镜检后方可发出报告。我正在逐一复核每一份需要镜检的尿液标本，突然在一个尿液中发现了不寻常的东西（图 34-1），我把所有能想到的成分逐一从脑中过了一遍，没有类似的，难道是少见的结晶？不太像，但我还是从电脑中打开尿液结晶图谱汇总与之逐一比较，没发现与之类似的东西，这下把我难住了，我百思不得其解，这究竟是什么？这时来了份急诊粪常规，我只能把尿液标本暂时放一下，先处理急诊标本后再说。当我看到粪涂片中有大量未消化食物细胞时，突然脑中闪出一个东西"花粉孢子"。我高兴地赶紧处理完急诊标本，重新回看刚才的尿液涂片，没错，就是花粉孢子。可花粉孢子怎么会出现在尿中？我又疑惑了，不会我看错了吧，会不会是什么药物结晶？一下子又不敢确定了。为了探寻真相，我打开病历，查看患者用药情况。发现患者诊断是"左侧肋骨多发骨折"，医生曾用红花黄色素注射液进行治疗，但已停药3天。我不知道骨折患者用了红花黄色素是不是尿中会出现这种成分，找医生了解一下情况再说。电话打到病区，护士说主管医生已下班。这怎么办呢？我抱着试试看的心理跟护士说了一下情况，想了解一下患者用了红花黄色素后尿中会不会出现花粉孢子，护士一听尿中有花粉孢子，立即对我说："会不会是松花粉呀？""松花粉？""是的，患者由于骨折长期卧床，皮肤出现红肿，我们就给涂了松花粉，有可能污染到尿液中了。"找到根源了，终于知道为什么尿中会出现不该出现的花粉孢子了，事情圆满解决，我也可以安心下班了。

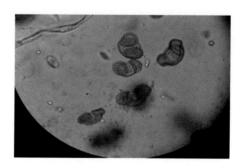

图 34-1　花粉孢子

【沟通体会】

临床检验结果常常受药物、饮食、运动等诸多因素影响，作为检验人员要主动去获取必要的患者信息，不要一味地只守在申请单这一方小天地。加强与临床沟通，主动获取患者临床相关信息，最终做出正确判断。

随着现代科技的发展，检验工作大多数由仪器完成，多数检验人员只满足于能熟练操作仪器，对形态学往往认识不足，作为检验人员要加强形态学学习，遇到难题才能迎刃而解。

【朱雪明主任医师点评】

检验质量受多种因素影响，分析前质量控制多数是在实验室以外完成，不受检验人员控制，需要医生、护士、患者、甚至转运人员的共同配合，加强沟通和宣教非常重要。尿液标本单是在采集方面就受多方面的影响，作为检验人员如遇到自己不熟悉或不认识的镜下形态学，要学习作者多沟通、多交流，打破砂锅问到底的精神，逐渐提高自己的检验技能。

（孙兰云）

35 疏忽大意，险些铸成大错

【案例经过】

患者，男，69岁，受凉后出现咳嗽，伴气促，双下凹陷性水肿，伴乏力、纳差，无发热、腹痛。于当地医院治疗，无明显好转，就诊于县医院。行胸部CT检查提示两肺感染性病变，胸腔积液，诊断为肺结核，治疗一段时间后效果不佳。

进一步诊治就诊于上级医院，仍有胸腔积液、心包积液，诊为继发性结核？社区获得性肺炎？心包积液：总蛋白38.4g/L，葡萄糖7.87mmol/L，乳酸脱氢酶558U/L，腺苷脱氨酶9.65U/L。腺苷脱氨酶不高，结核病可能性不大。心包积液常规检查时我发现计数池中有个体较大，相互黏连的细胞。随即离心取白细胞层制片，瑞氏-吉姆萨染色后易见多倍染色体（图35-1）和异常细胞，其胞核较大、核仁明显（图35-2），核畸形，核浆比例失调（图35-3），胞浆呈云雾状改变并伴有较多分泌泡（图35-4），考虑腺癌。随即告知临床，但医生说患者无刺激性咳嗽及剧烈胸痛，无血性胸水，胸部CT未见肺癌征象，不太像恶性肿瘤。

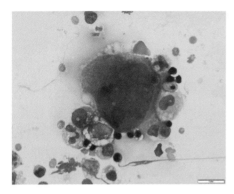

图 35-1　巨大胞体与巨大核仁

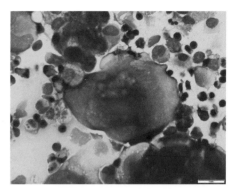

图 35-2　巨大胞核与畸形胞核

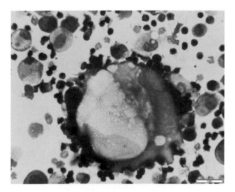

图 35-3　多分泌泡与云雾状胞浆

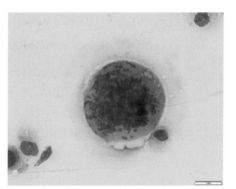

图 35-4　多倍体染色体

后续检查抗酸染色阴性。临床医生不放心再次抽取心包积液及胸腔积液送检。我在心包积液再次查见恶性细胞，但胸水中未见。再次通知临床，但是他们仍不相信，我建议送病理检查和肿瘤标志物检测确诊。两天后病理科报告：心包穿刺液可见恶性肿瘤细胞，考虑腺癌。胸腔穿刺液未见恶性细胞。肿瘤标志物糖类抗原 125 明显升高：66.5 U/ml。患者转入肿瘤科继续治疗。

【沟通体会】

引起积液的疾病其中肿瘤和结核病占了绝大多数，患者开始考虑的是结核病，但是转了几家医院治疗效果不佳，心包积液 ADA 只有 9.65U/L，结核性胸腔积液 ADA 多大于 45U/L，这是要考虑肿瘤可能。我在做初次心包穿刺液常规检查的时候就发现有大个的成团细胞，主动加做细胞学检查发现有肿瘤细胞，但是临床医生感觉和临床不符，对检验结果不是十分信任。这时给临床再多的建议效果不会十分明显。再次送检积液仍查到肿瘤细胞，在我的建议下送检病理和肿瘤标志物检查仍诊断为肿瘤，但是比检验科的结果迟了6天。虽然过程曲折，但是通过这个病例增强了临床对检验科的信任度，也算是好事情。

如今各种先进仪器的应用，很多单位弱化了形态学的作用，检验人员形态学基本功要主动修炼，练就火眼金睛，做好疑难病例的侦察兵。

【郑立恒博士点评】

ADA活性在结核性积液或癌性积液鉴别诊断中作用明显，特异性、敏感性很高，优于结核菌素试验、浆膜组织活检和细胞学检查。细胞学检查是诊断积液癌细胞转移的金标准，检验科形态学具有简便、快速、准确率高等优点，比病理报告出的要快，但是很多单位没有开展，应引起重视。本案例作者通过积液常规检查发现异常，主动加做细胞学检查诊断了癌症，他的基本功扎实，工作认真负责，经过与临床多次沟通使得患者得以确诊，值得大家学习。

（曹　喻）

36　盲目抽积液好险

【案例经过】

患者，男性，40岁，6天前无明显诱因出现咳嗽，发热，盗汗，无畏寒、寒战，就诊于当地县医院。CT显示右侧胸腔积液，进行对症治疗后症状无明显改善，临床医生找我希望能出出主意，如何选择下一步的检查项目，以及对以前的结果进行综合分析，我查以前的结果发现血常规嗜酸性粒细胞竟然达到了13.4%，是过敏反应、炎症反应还是寄生虫感染呢？建议抽取胸腔积液进行检查，结果镜下查见大量疑似虫卵物，怀疑有寄生虫。马上通知临床，胸腔积液发现大量疑似虫卵物，但具体是什么虫卵不详，建议送当地疾病预防控制中心或医科大学寄生虫教研室找有经验的专家进一步检查。后来疾病预防控制中心考虑棘球蚴病，又转诊到上级医院。该院胸腔积液查见大量细粒棘球蚴原头蚴，呈圆形或椭圆形，大小约170μm×122μm，有外翻型和凹陷型原头蚴，可见内陷的吸盘和数十个小钩（图36-1～图36-4），确诊为棘球蚴病。虽然疾病已确诊，但按照其有效的治疗方案，应进行外科手术取棘球蚴球囊。因其缺乏相关临床经验，担心手术过程中棘球蚴囊破裂引起过敏反应甚至休克。又转入另一家医院就诊，行胸部CT发现右肺中上叶有12.8cm×7.6cm囊状影。囊腔内见条状等/稍高密度影及气液平，左肺上叶纵隔区见约9.6cm×8.4cm囊状低密度影。胸外科在全身麻醉下行"经左胸左肺棘球蚴病内囊摘除术＋左肺上叶楔形切除＋胸膜粘连烙断术"，成功将内囊摘除。

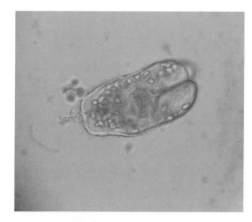

图 36-1　凹陷型原头蚴

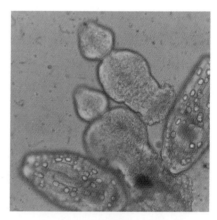

图 36-2　外翻型原头蚴

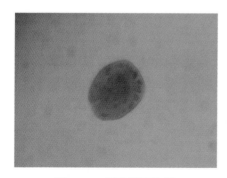

图 36-3　凹陷型原头蚴

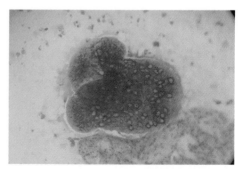

图 36-4　原头蚴

患者治疗效果不佳，临床医生主动找检验科沟通，以合理选择进一步的检查项目，并让检验医生综合分析检查结果，这样的情况其实在日常工作中是不多见的。科室之间有效的沟通是提高工作效率的法宝，从这个案例我们看到了立竿见影的效果，患者在短时间内得以确诊。但是细思这个案例，还是有些后怕，寄生虫性质的积液，里面有很多寄生虫代谢的抗原，一旦发生破裂患者非常容易发生过敏反应甚至休克死亡。当地医院在没有完全查明病因情况下贸然进行胸腔积液穿刺检查是很危险的。同样手术过程中切记不能破坏囊壁，否则后果不堪设想。

棘球蚴病是一种严重危害人类健康和畜牧生产的人畜共患病。成虫寄生在犬科食肉类动物小肠内，幼虫（棘球蚴）寄生于家畜等多种食草动物和人的组织器官内。人主要通过与动物密切接触，饮不洁净的水感染。我国流行地区为西部和北部广大牧区，本病例患者为少数民族，有饮生水习惯和牛羊接触史。贵州不是主要发病区，发病率很低，不常见，所以医生对此病的认识不够，作为临床医生、检验人员应加强相关知识的学习，尽量减少误诊、漏诊。

（曹　喻）

37　竟然感染了两种寄生虫

【案例经过】

患者，女性，75岁。4天前出现呕吐，每日5次左右，腹泻每日10次左右，为清水样稀便，就诊于当地医院，给予补液治疗，病情未见明显好转。又就诊于上级医院，以"急性胃肠炎、电解质紊乱"收入院。血常规嗜酸性粒细胞20%，肝功能异常，低蛋白血症。急诊科医生打电话给我，说有个患者腹泻几日，但是一直没有明确病因，血常规发现嗜酸性粒细胞明显增高，请帮忙仔细寻找粪便中是否有寄生虫，结果粪便潜血阳性，涂片镜检在低倍镜下发现线状活动物体（图37-1），高倍镜鉴别后确认为粪类圆线虫，虫体数量很少。继续观察，发现还有不少体积比红细胞稍大，大小不等的圆形物质，经瑞氏 - 吉姆萨染色发现为人芽囊原虫（图37-2），还有夏科 - 莱登结晶（图37-3）。马上电话通知医生发现了两种寄生虫，腹泻的原因找到了，经请感染科会诊确定了治疗方案，治疗十天后，连续几次送检粪便未查见寄生虫和虫卵，腹泻也好了。

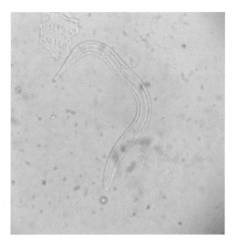

图 37-1　低倍镜下线状活动物体

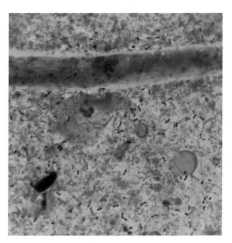

图 37-2　人芽囊原虫 瑞氏 - 吉姆萨染色

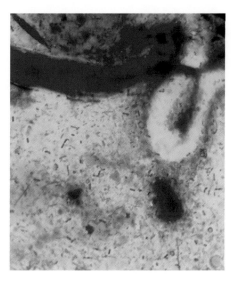

图 37-3　夏科 - 莱登结晶

【沟通体会】

腹泻原因多以饮食不卫生、消化不良为主，寄生虫感染较少。患者在第一家医院就诊时可能医生没有想到是寄生虫感染而未送粪便寄生虫检查，或者即使送了却没有和检验科有很好的沟通，没有检出寄生虫。患者由于治疗效果不佳很快就诊于上级医院，先是发现了血常规嗜酸性粒细胞异常，医生和检验科沟通，重点查粪便寄生虫，使得疾病得以确诊。检验和临床沟通是非常重要的，对于一些特殊病例要不厌其烦地想尽一切办法进行检查，甚至是多日的动态观察，如果缺少沟通或者沟通不畅，将延误病情甚至造成无法挽回的损失。

粪类圆线虫在我国感染率不高，通过粪口、皮肤或黏膜入侵等途径传播。临床表现可因感染程度不同、人体免疫功能好坏而异。可无症状由宿主产生免疫应答自行清除，也可有长达数十年的慢性感染，间歇性出现肠道症状。若患者有消耗性疾病或免疫功能低下，虫体会迅速繁殖，引起重度感染。人芽囊原虫通过粪便及其污染的水源传播，约 55% 感染者无症状，大便性状不定。重度感染者可出现腹痛、腹泻，每日可达 30 次左右。免疫功能低下者感染严重可危及生命。

【郑立恒博士点评】

随着卫生条件的改善寄生虫病明显减少，其形态识别越来越不受到重视，很多年轻的工作人员就没有接触过寄生虫，很容易漏检。此案例先是按普通肠道感染补液治疗效果不佳，转入上级医院发现嗜酸性粒细胞增高，医生把怀疑肠道寄生虫的想法和检验科沟通，作者有很强的寄生虫形态识别能力，竟然找到了两种寄生虫，其基本功让很多检验同行敬佩。希望各医疗单位重视寄生虫的检查，尽量减少漏诊误诊，造福更多的患者。

（曹　喻）

38 失效的试纸条？

【案例经过】

"咚咚咚，咚咚咚"，窗口来人了，两个年轻小伙，都喝的满脸通红，互相搀扶着。原来两位参加朋友聚会，吃火锅喝啤酒，一直从晚上六点吃到夜里十二点。结果一回家，两个人开始拉肚子，实在扛不住了，只好到医院来看急诊。医生给他们开了三大常规、淀粉酶、脂肪酶测定。

半个多小时后，检测结果出来了，出乎意料，基本都正常。唯独在粪常规镜检时看到了一些奇怪的东西，初步判断应该都是红细胞，可是隐血试验阴性，仔细观察，这一团团密密麻麻的细胞确实是红细胞。奇怪了，粪便隐血试验是阴性。难不成试纸条失效了？换了新的试纸条后结果仍是阴性。难道是后带现象，因为试纸条的检测原理是免疫胶体金法，有可能因为抗原过量而造成假阴性。

【沟通体会】

询问临床医生，获知两位患者目前尚可，无急性胃肠炎症状。正当准备稀释标本再做隐血试验的时候，两个小伙子来了。这两位熬过了难受的时候，又精神起来了，大聊特聊好吃的火锅。"最后的两碗鸭血还真是滑嫩可口啊！""难怪你拉肚子，最后停了筷子，又吃一大碗鸭血。"听到这些我恍然大悟，看到的红细胞是鸭血里面的。我们所使用的免疫胶体金法大便隐血试纸条其检测线上包被的是抗人血红蛋白抗体，自然检测不出来了。为了万无一失，我稀释大便后又做了隐血试验还是阴性，安心地发出了报告。

（朱芝娴）

【案例经过】

　　某日临下班，一位妈妈带着一个十六七岁的女孩来检查，妈妈气呼呼地指使小女孩：快点拿尿杯去留尿，妈妈这样的态度，引起了我的好奇，很快小女孩就端着尿液来到窗口，标签上显示只有 15 岁，检查项目是hCG。5 分钟后，尿试纸没有出现两条线，心里稍微平静一点，再看看尿液，自来水一样的外观。同事觉得这个标本可能有问题，稍微用鼻子嗅了一下，没有尿液的味道。妈妈就在窗前等待，就和她说，能不能再让女孩留点尿液复查一下，妈妈很配合，马上递给女儿一个杯子：再去留点尿。不一会尿拿来了，还是很清澈，结果仍为阴性，同事偷偷与开单医生电话联系，说家长有所耳闻，怀疑她有性生活，硬拉着来就诊的，但是小孩坚决否认有性经历，从月经情况怀疑有可能已经怀孕。因为小孩也做了血常规，我将她的血常规标本离心后用血浆做了 hCG 试验，结果强阳性。我把小孩叫到窗口，很严肃地问她，标本是不是有问题？她支支吾吾说不清，马上将事情汇报组长，组长与妈妈沟通后，在妈妈的监督下取尿做妊娠试验是阳性。

【沟通体会】

　　这个事件，虽然浪费了很多时间和精力，但是通过综合分析发现了问题，从而和临床医生进行沟通，避免发出一份"错误的检验报告"。尿液在留取上不像血液标本是由医务人员采集，患者受专业限制或者不情愿的情况下，就可能出现案例中这种"以假充真"的问题。本文中小女孩怕母亲识破自己的谎言，自作聪明，想瞒天过海，但是还是被我发现了破绽。试想如果检验人员只管出结果，只对送检的标本负责，对于这么小的孩子没有发现问题，后面不只是她的生命受到威胁，由于家长不知道当初送检的是水而不是尿液，也会发生医患矛盾引起纠纷。这事件过后，我们与妇产科沟通，对于一些特殊人群，尽量送检血样进行妊娠筛查。

（邬丹蓉　王　华）

40　自相矛盾的尿液结果

【案例经过】

十年前我刚工作不久，有一天做尿常规时，发现一例尿液干化学亚硝酸盐（－），而尿沉渣分析仪却显示有大量杆菌。为了排除仪器的原因，重新复查了干化学结果，仍为阴性，将尿样离心取沉渣镜检，确实有杆菌。这是怎么回事？一般来说，尿干化学亚硝酸盐（＋）与显微镜下有杆菌是对应的，偶尔也会出现亚硝酸盐（＋）而显微镜下没有细菌的情况，这大多是由于标本放置时间过久或是标本取样或运送过程中污染造成的。也有少数情况会出现亚硝酸盐（－）而显微镜下却有细菌的情况，但出现的不是杆菌而是球菌。这例患者既是亚硝酸盐（－）显微镜下也能看到杆菌，不管怎样，先排除标本原因，于是电话与护士沟通，让她们明天早晨重新送检一次。

第二天重留的尿样送过来了，与前一天的结果完全一致，同时我又发现还有一个尿常规也是干化学亚硝酸盐（－），而尿沉渣有大量杆菌，显微镜下也看到了杆菌，难道是仪器的问题？应该不是，最近仪器没有大修过，每天的质控在控。环境温湿度没有变化，仪器都是我操作，不存在人员差异，干化学试纸条都是密封保存。

【沟通体会】

到底是哪出问题了？正考虑着这事，不经意间看到了样本条码上信息："×××，男，53岁，神经外科……"，"神经外科？这两个患者都是神外的？会不会护士操作有问题？护士直接从尿袋接标本就会出现没有尿路感染，而标本中有细菌的情况。马上打电话问护士长，她对这件事非常重视，询问了当时的当班护士，护士均说是按照标准操作规程做的，留取标本时先消毒导管与无菌集尿袋的连接处，然后分离接头，以无菌操作留取标本，不是从导尿管中取的。我还是将信将疑，为了查明原因，我又向护士长提出膀胱穿刺复查的要求，她同意了，同时领上我向患者家属说明情况，征得家属的同意后进行了检查。

结果和以前仍一样，那就排除了检验前因素。静下心来又想想还会有哪个环节疏漏了，一个完整的检验系统包括人、机、料、法、环、测等因素，人、机、料、环、测都没有问题，会不会是方法学的局限性？我急忙找来试剂说明书和《全国临床检验操作规程（第3版）》查阅相关的内容，发现尿亚硝酸盐定性试验产生阳性结果取决于4个条件：①体内有适量硝酸盐存在；②尿液中致病菌含硝酸盐还原酶；③尿液在膀胱内滞留时间大于4小时；④使用抗生素48小时内可干扰本实验。按照上述原理分析发现：这些患者均为神经外科的重症监护室患者，脑出血合并昏迷，病情严重，不能自主饮食，靠营养液维持，存在机体抵抗力差、易于感染的倾向；由于不能饮食，缺乏食物中硝酸盐的来源，故亚硝酸盐检测可为阴性，但确实存在感染，故显微镜下可看到细菌。

将上述分析与神经外科护士长和主管医生沟通后，得到了他们的肯定，按照尿路感染进行治疗，一周后复查尿液全部变为阴性。

通过这个案例，我有以下几点体会：①遇到相同的问题多次出现一定要多问几个为什么，切不可轻易放过。②一定要与临床主动沟通，变被动为主动，争取临床医护人员，甚至患者及家属的信任和支持。③碰到问题，从检验前、检验中、检验后逐一分析，按照人、机、料、法、环、测各要素依次排查，并通过翻阅教科书、查找文献开阔思路，最终达到解决问题的目的。

（师　伟）

41　一波三折的脑脊液白细胞计数

【案例经过】

一个脊柱手术后感染的患者，在做鞘内注射药物治疗，几乎每天都送检脑脊液，白细胞计数呈现波折反复（表41-1），检验科在一直与临床沟通，最终搞清了原因。

表 41-1　脑脊液白细胞计数记录表

次数	1	2	3	4	...	11	12	13	14
白细胞(个/μl)	1 330	605	573	6 400		3 250	3 005	93	56

【沟通体会】

　　刚开始白细胞数从 1 330/μl 降至 605/μl 再至 573/μl，第 4 次突然升至 6 400/μl，怎么回事？随即与医生联系，医生说：外院专家会诊考虑到万古霉素的血药浓度偏高，故将其总量由原来的 3g/d，减量至 1g/d，还减少了鞘内注射药物的频次，可能这个原因细胞数增高，患者再次出现发热、头痛、嗜睡等症状，医生又立即恢复以前的治疗方案，结果白细胞慢慢降下来了，病情好转。突然有一天白细胞又升至 3 250/μl、3 005/μl，再次和医生联系，他也很百思不得其解，病情及其他感染指标都趋向好转，唯独脑脊液淡黄色，混浊，检验指标异常，病情与结果不符。我要亲自去临床看个究竟，原来患者术后伤口部位有脑脊液漏（漏口判断在腰 2～3 椎体），主管医生分析不能排除手术部位由于棘突及椎弓板部分切除，漏出而未流出体外的脑脊液在局部皮下形成了一个大的假腔，但是为什么白细胞这么多呢，我说可能由于机体发生免疫反应，组织大量的炎症细胞聚集于此，它的白细胞可以远远高于脑脊液里面的白细胞数。医生恍然大悟，他说由于腰 1～腰 4 节段皮肤伤口未愈合，腰椎穿刺一直选择在腰 4～5 椎体间隙，由于多次穿刺可能有粘连，进针后脑脊液难流出，当穿刺针后退少许至假腔时，误将其内漏出的脑脊液抽出导致白细胞明显升高。后来更换到腰椎 3～4 间隙进针抽出清亮脑脊液，白细胞计数只有 93/μl。

【王福斌副主任检验师点评】

　　颅内感染是急重症，死亡率、致残率高，对于一些检验结果的解读临床医生不一定十分清楚，检验和临床积极沟通非常重要。此案例脑脊液检查一波三折，病情反复，当碰到检验和临床不符时，医生也是束手无策，毕竟颅内感染是神经内科的软肋，千变万化，非常复杂，最后作者去临床和医生一起出谋划策，推理发生异常现象的原因，终于找到了症结所在，解除了疑惑，这种形式是非常好的，检验和临床可以互相促进，一起成长，值得检验人学习。

（梁　勤）

42 上皮？肿瘤？

【案例经过】

是什么细胞让科里的两个同事产生了激烈的讨论？某日，一位同事在做尿液分析时，有个标本干化学尿蛋白 +++，白细胞 ++，隐血 +；有形成分：白细胞 282 个 /µl，上皮细胞 74 个 /µl，管型 6 个 /µl，离心镜检发现少量体积偏大，成团脱落的细胞，于是将沉渣制片后进行瑞氏 - 吉姆萨染色，镜检结合尿常规结果考虑底层移行上皮细胞或肾小管上皮细胞（图 42-1）。另一位同事非常认真，在涂片尾部找到几团异型性非常明显的细胞（图 42-2），他考虑肿瘤细胞，两个人都持有各自的观点，于是与临床联系并询问患者情况，最后告知医生不除外泌尿系统肿瘤。

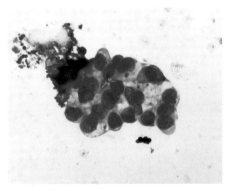

图 42-1　尿路上皮细胞
（瑞氏 - 吉姆萨染色，1000×）

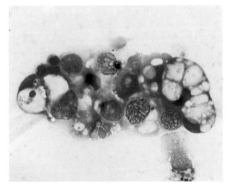

图 42-2　异型细胞
（瑞氏 - 吉姆萨染色，1000×）

【沟通体会】

打电话问患者情况，医生说他 40 岁，因腰酸背痛、乏力、尿量减少入院，无头晕、头痛，无腹胀、腹痛，无发热、畏寒。常规生化：总蛋白 61.4g/L，白蛋白 35.9g/L，尿素 25.25mmol/L，肌酐 1 807.2µmol/L，钾 5.6mmol/L，钠 147.8mmol/L，氯 98.0mmol/L，甘油三酯 2.18mmol/L，高密度脂蛋白 0.42mmol/L，载脂蛋白 0.79g/L，结合症状及尿液分析结果，初步诊断急性肾衰竭。考虑肿瘤细胞的同事说尿液中有的细胞成团出现，部分细胞浆界不清，胞体偏大，核质比偏高，胞质灰蓝色，空泡样改变，核染色质略深染，核圆形或卵圆形，单个核，部分胞核有退化现象，核膜光滑，核仁明显，具有肿瘤细胞的特征。建议进一步做超声和肾穿刺检查，最后超声提示双肾实质性病变，膀胱充盈欠佳，未见异常回声。肾穿刺结果：肾小管上皮细胞空泡变性，部分管腔扩张，上皮细胞微绒毛脱落，肾间质水肿伴淋巴、单核细胞浸润，小动脉管壁增厚，结合临床考虑急性小管间质性肾炎，通过检查基本可以排除泌尿系统肿瘤的可能。

在尿液分析过程中，经常会观察到异型细胞，轻度异型（核异质）细胞可能由于肾炎或泌尿系统炎症引起，肾小管上皮细胞或尿路上皮细胞易成团或成片脱落，此外膀胱或肾盂冲洗后的尿液标本，细胞丰富，多成团排列，也会影响检验人员判断，加上尿液细胞受多种因素影响，可使细胞形态发生改变。所以观察到该类细胞一定要慎重，避免过度诊断。重度异型（核异质）细胞有可能为肿瘤细胞，避免漏检，需组织病理学进一步明确诊断。

（闫立志）

43 外周血检出毳毛，一锤定音

【案例经过】

某日，晚间 12 点多，有一大出血患者，29 岁，孕 40 周活胎待产收住入院，足月分娩出一个健康男婴半小时后出现经阴道渗血，一个小时左右共出血 2700ml，医生诊断产后大出血、DIC，羊水栓塞可能。检验科启动应急流程，多次复查凝血功能如下，结果都明显异常（表 43-1）。

表 43-1　不同时间监测凝血功能及血小板的结果

时间	项目及参考值						
	PT (s)	INR	APTT (s)	FIB (G/L)	D-D (UG/L)	PLT (×10⁹/L)	Hb (g/L)
	10.5 ~ 14.2	0.80 ~ 1.20	23.5 ~ 34.0	2.00 ~ 4.00	< 550	(125 ~ 350)	115 ~ 150
00 :21	19.0	1.67	71.1	0.39	168 570	79	119
01 :23	8.0	3.40	> 100	< 0.3	82 950	51	102
02 :10	24	2.14	132.1	0.37	208 150	76	84
04 :16	16.5	1.45	69.3	0.89	182 400	70	80

【沟通体会】

　　因为情况紧急，临床医生考虑为羊水栓塞的可能性较大，与我联系，询问是否能够给予一些检查以明确诊断，我告知可以试试拿产妇外周血找羊水成分，经过仔细查找，我终于在产妇血中找到毳毛样的物质（图 43-1），同时临床医生根据患者的情况，结合这个结果，确诊患者为羊水栓塞。经过几个小时的抢救，终于将患者抢救过来，当产科医生向家属交代病情时，家属异常感激。

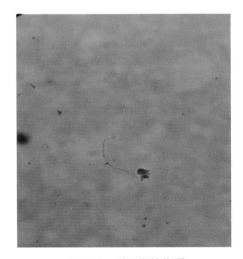

图 43-1　毳毛样的物质

　　产后大出血是产妇死亡的四大原因之一，占比例居首，事发突然，且出血凶猛。急剧的大出血可致使各器官缺血缺氧，病情迅速发生恶化，在短期内可因出血过多而引发低血容量休克、甚至死亡，若不对其进行及时抢救治疗，常常会对产妇的生命安全造成危机。弥散性血管内凝血是因机体凝血系统被广泛激活而引起的以凝血功能障碍为主要特征的复杂病理过程，死亡率很高。

【王福斌副主任检验师点评】

【王福斌副主任检验师点评】

羊水栓塞病情危急，死亡率高，从产妇外周血中如果能找到毳毛以及胎粪等胎儿代谢物质可以提供诊断依据，以便进行强有力的对症治疗。本案例作者非常认真，从血液中找到了毳毛，患者得以及时确诊抢救成功，这得益于检验和临床迅速有效沟通和默契配合，值得称道。

（李春梅）

44 睾丸鞘膜积液，形态学来定性

【案例经过】

患者，男，28岁，已婚。4年前无意间发现右侧阴囊增大，约鸡蛋大小，平卧后肿块不能回纳，无疼痛，无腹痛，未做任何诊治。近来，右侧阴囊逐渐增大，伴右侧阴囊坠胀感，无疼痛，因影响行走就诊。拟"睾丸鞘膜积液"收住泌尿外科。右侧阴囊增大，肿块约8cm×7cm大小，质中，光滑，无压痛，肿块不能回纳，睾丸不能触及，透光试验阴性，左侧睾丸正常。实验室检查：血常规、凝血功能、尿常规、粪常规、各项指标未见异常，肿瘤标志物：CEA 2.7ng/ml、AFP3.8ng/ml、CA199 14.8U/ml、CA125 11.6U/ml、TPSA 0.58ng/ml、FPSA 0.23ng/m。铁蛋白：94.42ng/ml。生化指标：血糖5.4mmol/L、甘油三酯0.45mmol/L、总胆固醇3.9mmol/L，肝肾功能各项指标均正常。B超检查：右睾丸形态大小约4.5cm×2.7cm，于右侧睾丸上方见7.9cm×5.3cm低回声包块，内部回声欠均匀，区内几乎被点状絮状回声充满，透声差。左侧睾丸与附睾相贴，其头部、体部、尾部大小正常，边界清，回声均匀。CT提示：右睾丸阴囊占位。临床以右侧睾丸鞘膜积液，右睾丸阴囊占位，行右睾丸阴囊肿块切除术，术中见腔内巧克力色泥沙样浑浊液体约250ml，内有乳白色絮状样结晶体，考虑检验科可做细胞学检查送检，遂急诊鞘膜积液送实验室检查。实验室检查：鞘膜积液呈咖啡色浑浊（图44-1），蛋白定性试验阳性+，有核细胞数为40×10⁶/L，涂片染色未见肿瘤细胞。取鞘膜积液于玻片上镜检，见形态为缺角的长方形或方形、相互重叠无色透明聚集的胆固醇结晶（图44-2）。鞘膜积液隐血试

验强阳性 ++++（图 44-3）。临床最后诊断为胆固醇结晶性巧克力鞘膜积液，故改行睾丸鞘膜切除术，术后患者康复出院。

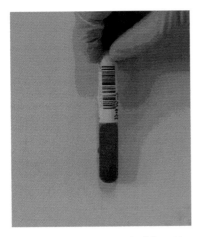
图 44-1　鞘膜积液呈咖啡色浑浊

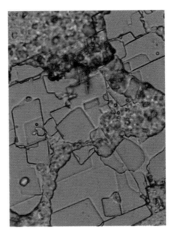
图 44-2　胆固醇结晶（40×）

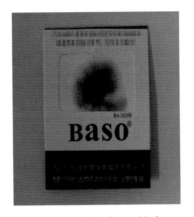
图 44-3　积液隐血试验强阳性（++++）

【沟通体会】

　　鞘膜积液常规细胞学检查和隐血试验是检验科的常规检验项目，细胞形态学检查是最简便、快速、特异、准确的经典技术，甚至是诊断某些疾病的金指标。该患者在手术中采集的标本急诊送检，检出胆固醇结晶，未检出肿瘤细胞，及时报告临床，使患者在手术中得到及时明确诊断，从而取消睾丸肿块切除术方案，改行睾丸鞘膜切除术。从该患者诊断、治疗的过程中可见检验诊断的重要性，只要检验人员对于临床标本予以足够的重视，及时检查、准确报告，为临床提供确切的诊断依据，临床上就能避免对某些特殊病例的误诊、误治。

【经典箴言】

积液形态学往往可以为疾病的诊断提供非常重要价值的诊断线索。

（朱凤娇）

全身瘙痒竟是因为它

【案例经过】

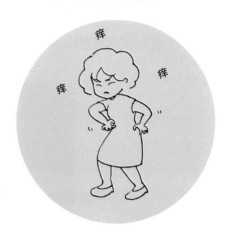

患者，女，45岁，自诉要找会看"虫"的老师。窗口护士马上把我叫过去，只见她面容憔悴，手拎一白色塑料袋，里面有一小段白色卫生纸，她说全身发痒，身体里有虫子爬出来，自己还逮了一只想让我们看看。

【沟通体会】

看她面容憔悴想必是被病痛折磨许久，便与她攀谈，得知她自觉皮肤瘙痒已有两年，开始由于得病曾大量服用毒蛇及药酒，后逐渐全身时有发痒，便停用，但瘙痒症状一直未缓解，近期有加重趋势，感觉有小虫在体内爬行，偶尔还会在皮肤出现，今天她就抓了两只，还是活的，说着就小心翼翼地打开拎来的袋子，这小虫运动敏捷，不好抓取，肉眼看有小芝麻大小，我赶紧找来玻片和盖玻片，把它固定好。它全身长满刚硬的体毛，仔细观察，查找资料，对比图片，最后觉得应该属于螨虫类，结合患者情况进一步鉴别，觉得革螨（图45-1，图45-2）可能性大。

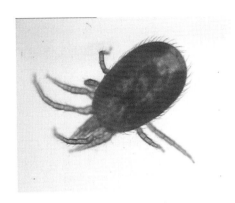

图 45-1 革螨背部

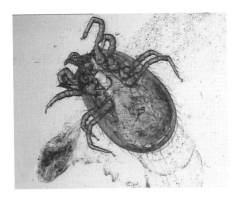

图 45-2 革螨腹部

革螨典型的特征为：体小，一般长约 0.2 ~ 1.2mm。卵圆形，黄褐色。颚体位于体前端，包括 1 对杆状的螯肢和 1 对指状的须肢，螯肢末端呈钳状，专性吸血种类呈针状。体表膜质，背面有骨化背板，整块或分为数小块。腹面有胸板、生殖板、腹板、肛板等骨板，有些骨板相互愈合。足 4 对，每足 6 节；基节可自由活动；末端有爪 1 对和 1 个爪垫。

我又询问了患者职业、个人卫生情况及家里环境卫生，她说未接触生禽类，独居，注重个人卫生，每日洗澡，居住环境也好，无不良生活习惯。嘱咐她回家把床单、被褥、衣物等高温消毒处理。我马上联系皮肤科，说有个患者可能是得了革螨，我们从形态上感觉很像，让患者去找你们了。最后皮肤科诊断为"革螨皮炎"。

1 个月后，我都快忘了此事，患者又找上门来，说症状已经缓解，困扰她近两年的问题终于解决了，非常感谢我。作为一个检验工作者，不仅需要技术，更重要的是要有一颗仁爱之心，积极主动和患者以及临床沟通，急病患之所急，才能更好地为人民服务。

（幸娟霞）

46 鉴别尿液管型要选择适当的染色方法

【案例经过】

　　某天下午，科里一位同事在做尿液分析，尿沉渣提示有白细胞和小圆上皮细胞，这位同事很认真，将尿液离心后镜检，推片进行瑞氏 - 吉姆萨染色，想鉴别一下是哪类细胞，在镜检过程中观察到中性粒细胞及少量肾小管上皮细胞和移行上皮细胞，没有发现管型成分，于是就审核了报告。在空余时间在和我讨论尿液细胞的过程中，我又对该涂片重新镜检，除细胞成分外，发现有类似管型溶解后的残影（图 46-1），于是问同事是否发现和报告管型，得知报告已经审核，就与临床医生取得联系，说明原因，建议临床重新留取标本进行复查。

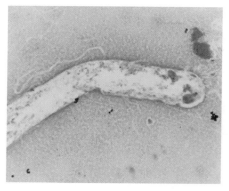

图 46-1　管型残影（瑞氏 - 吉姆萨染色，1000×）

【沟通体会】

　　该患者尿干化学提示尿蛋白 +，由于尿沉渣结果提示管型在正常范围，同事在复检过程中使用了瑞氏 - 吉姆萨染色，并未进行其他方法复检，重新留取标本后离心，分别进行直接镜检和 SM 染色，镜下均观察到透明管型及少量颗粒管型（图 46-2）。

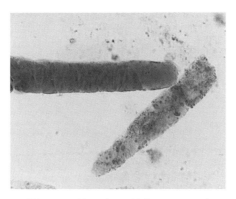

图 46-2　管型（SM 染色，1000×）

透明管型少量可见于正常人，数量明显增加多见于急、慢性肾小球肾炎、肾病综合征、肾脏动脉硬化症、高血压及心力衰竭等患者，如果尿液出现颗粒管型提示可能有肾实质性病变，所以在尿液有形成分分析时，要仔细认真，避免漏检。

SM 染液主要成分为结晶紫和沙黄，根据尿液有形成分物质的化学性质，对染料的着色能力不同，染色后的成分结构清晰，易于辨认。SM 染色在鉴别白细胞死活、上皮细胞分类、管型种类鉴别优于其他染色方法。常见的管型（如透明管型）SM 染色呈淡粉色或淡紫色，颗粒管型呈紫红色，细胞管型中细胞成分染色后结构清晰，蜡样管型呈均质样紫红色。瑞氏 - 吉姆萨染色是检验科常用的一种染色方法，在血液和体液细胞形态学得到了广泛应用，它在尿液分析中适用于白细胞分类和肿瘤细胞筛查，但不适用于管型鉴别，经它染色的尿液标本，由于染液中的醇类物质可以将管型中蛋白、脂类等成分溶解掉，部分透明管型会被溶解留下残影，颗粒管型会出现边缘不整的现象，此外部分管型内容物会被深染，无法区分。当然尿有形成分染色方法种类很多，可根据检验目的、鉴别的成分合理选择染色方法。

（闫立志）

47 寄生虫是怎样"感染"小女孩的？

【案例经过】

　　下午接一份门诊大便样本，患者为 6 岁女孩。标本量不多，外观黄软，肉眼看无明显异常。但是，镜下查见了大量运动活泼的线虫，几乎每个视野都有，一般常见的就是粪类圆线虫，是它吗？立刻查看其他检验结果，没发现异常。这是怎样一个小患者？是否有其他感染寄生虫相关的阳性体征或者检查结果呢？这份报告该如何出呢？

【沟通体会】

　　马上去门诊医生处，开单医生已经下班。后仔细研究这些线虫，虫体运动活泼，尾部细长，加上碘液，头端可见明显口腔，咽部可见两个球状物，生殖原基大，尾端尖细，钩蚴、粪类圆线虫的特征都不符合，与有经验的老师讨论并查找资料后，考虑为艾氏小杆线虫。该虫典型的特征为：棒状的食管以及前后两个食管球；细长的尾部，末端尖细呈针状（图 47-1 ~ 图 47-3）。主要营寄生生活，偶然寄生人体和动物，孩子如果没什么症状，首先考虑污染。

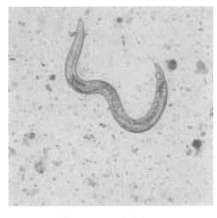

图 47-1　尾端尖细图

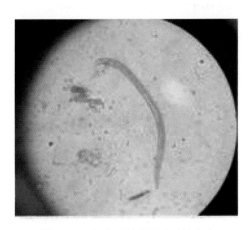

图 47-2　生殖原基大图（碘染色）

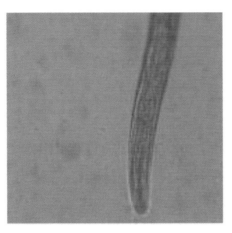

图 47-3　咽部可见两个球状物（碘染色）

　　后辗转联系到患者母亲，得知孩子未饮用过生水或污水，也无腹痛腹泻。查大便是为了体检，继续询问得知，大便盒是从门诊窗口处取的，干净无污染。但是大便标本是从老家便池里取的，还在便槽边刮了下。本着对其负责的态度，必须排除污染，要求必须严格规范重取标本，及时送检。家长不是很情愿，觉得麻烦，在劝说后答应，复检标本，性状、镜检完全正常。至此，真相明了，之前镜下的虫子都是污染的，好险，差一点小女孩就"被"感染寄生虫了。

　　这事看来不大，通过它我觉得作为一个检验工作者，需要的不仅仅是镜下的功夫，更重要的是要有锲而不舍、追根究底的精神、积极主动沟通（临床或患者），才能把自己工作中的疑惑一一解开，更好地为患者服务。

【经典箴言】

　　标本检验前的质量控制非常重要，遇到结果与其他不符合时要积极分析，查找原因。

（幸娟霞　刘　琪）

48 发现大量肾小管上皮细胞要及时报告临床

【案例经过】

一份不起眼的尿液标本，外观黄色、微浊，检验人员做完尿干化学和有形成分分析后，发现：尿蛋白+、尿潜血+++、尿胆原+、白细胞+，沉渣SM染色，镜检发现在涂片中有大量上皮细胞，胞质内充满粗大颗粒，还可见少量颗粒管型和混合管型（图48-1），于是科室的几个同事一起讨论，结合细胞形态特征，考虑是肾小管上皮细胞（图48-2）。该类细胞数量多，形态有改变，有肾小管急性坏死的可能，立即联系临床医生，建议做其他检查。

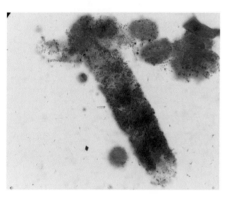 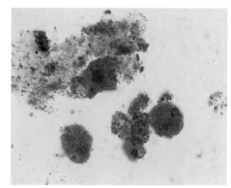

图48-1　颗粒管型（SM染色，1000×）　图48-2　肾小管上皮细胞（SM染色，1000×）

【沟通体会】

在尿液镜检时，经常可以看到肾小管上皮细胞，常见于急性肾小球肾炎，成堆或大量出现提示肾小管有坏死病变。该案例肾小管上皮细胞数量多，沉渣经SM染色后可见细胞胞体大小不等，胞质中有大量灰蓝色粗大颗粒，胞核呈紫红色。与联系临床沟通，告诉他们患者可能有急性肾小管坏死，建议尽快做尿素氮、血肌酐和电解质检查，结果尿素氮及血肌酐明显升高，电解质、酸碱平衡紊乱，患者出现了肾功能衰竭，也证实了我们的判断。进一步了解患者信息，女性，78岁，因心肌梗死收入院，有高血压、糖尿病病史，一天前出现心源性休克，考虑肾前性肾缺血导致的急性肾小管坏死。

肾小管上皮细胞来源于近曲小管至髓袢、远曲小管、集合管、肾乳头的管腔，由单层立方上皮细胞构成。在尿中出现肾小管上皮细胞意义较大，肾前性肾缺血和肾毒性损害是急性肾小管坏死的常见原因。外伤性休克、大出血、心力衰竭、严重脱水、烫伤，血型不合输血等引起的严重溶血等病因导致的肾缺血，肾毒性药物、重金属及有机磷中毒等，以及慢性肾脏疾病都致肾小管上皮细胞脱落。此外，引起黄疸的疾病会造成胆红素过量产生，高浓度的胆红素可导致肾小管上皮细胞脱落。急性肾衰竭是由于肾小球滤过率突然或持续下降，引起氮质废物体内潴留，水、电解质和酸碱平衡紊乱，所导致各系统并发症的临床综合征，重者可危及生命。

【王福斌副主任检验师点评】

多种原因都可以引起肾小管急性坏死，严重的可导致急性肾功能衰竭，在临床属于危重症。检验人员在尿液中如果观察到有大量肾小管上皮细胞脱落或伴有管型出现时，应马上通知临床医生，提示肾小管坏死性病变或急性肾功能衰竭，以便给予早期对症治疗。

（闫立志）

49 闪光的胸水

【案例经过】

晚上十二点刚过，"叮咚"门铃响了，小王反射性地从椅子上弹起来，把门一开，外勤队的人放下一根管子，小王定睛一看，"妈呀，这是什么东西，亮闪闪的，这么黏稠，不会是原油吧？"（图49-1）再看标本条码上写着"胸水"。值了好几年班，头一次见到这种胸水，标本黏稠不利于计数，预先稀释二十倍，充入计数池。低倍镜时发现大量结晶，

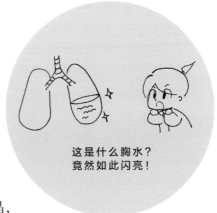

这是什么胸水？
竟然如此闪亮！

转到高倍镜一看，这不是胆固醇结晶么？那么明显的缺角（图 49-2），难道胆固醇结晶跑到胸水里了？小王不相信自己的眼睛，于是找了个干净的玻片重新镜检了一下原液，确实是胆固醇结晶。

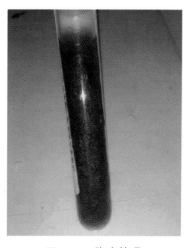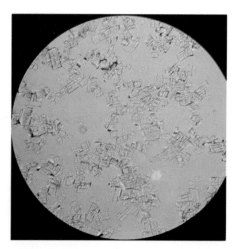

图 49-1　胸水外观　　　　图 49-2　涂片镜下可见胆固醇结晶（1000×）

【沟通体会】

她不敢马虎，立即和送检科室电话沟通，原来是前一天刚入院的患者，男性，53 岁，诊断为"右侧包囊性胸腔积液性质待查"，主管医生不在，值班医生对患者的具体情况也不太了解。挂了电话，小王心里还是有点忐忑，不知道这个结果该怎么发？尿里见到过胆固醇结晶，胸水里可是第一次，不过检验人看到什么就应该报什么，这是我们的职责，所以小王就按照自己看到的结果报告了，不过她可再也不瞌睡了，立马查阅相关文献。

在《临床检验基础》第 5 版中写道："胆固醇结晶可见于陈旧性胸膜腔积液脂肪变性及胆固醇性胸膜炎积液。"查阅文献过程中发现一篇题为"结核性胸水伴胆固醇结晶一例"，与该病例十分相似，临床诊断"右侧包囊性胸腔积液性质待查"，会不会也是结核呢？

第二天小王找到主管医生，把报告结果和诊断猜想说了，建议检查结核分枝杆菌抗体、涂片找抗酸杆菌、结核感染 T 细胞检测等项目。几天后，结果出来了，只有结核感染 T 细胞检测是阳性，其余均为阴性。患者转到结核病医院进行诊治，确诊为结核感染。

在这个案例中，小王通过自己的努力不但为临床提供了一份含金量很高的检验报告，而且还为临床诊疗提供了专业建议并被采纳，从行动上再次体现了由"医学检验"向"检验医学"转变过程中检验人员的思想转变和专业技术的重要性。笔者有以下几点体会：

1. 平时一定要练好基本功。细胞形态学不是一朝一夕就能学好的，在日常工作中一定要静下心来研究各类细胞形态的特点，多向高年资同事请教，多看片子，理论与实践相结合才能吃透知识点。

2. 遇到自己不太熟悉的问题一定要多问几个为什么。这个案例小王在胸水中发现了胆固醇结晶，结晶为什么出现？有什么临床意义？小王主动翻书、查资料，最终找到了答案。

（师　伟）

50　一张涂片说服患者配合治疗

【案例经过】

患者，男，54 岁，农民。反复关节肿痛 20 余年，起初为双足踝部及第一跖趾骨关节红肿热痛，夜间时有发作，局部活动障碍，有发热，至私人诊所予"止痛药及输液治疗"后症状好转。症状反复发作，逐渐累及双膝关节、双手掌指关节、双手指间关节、腕关节等（图 50-1，图 50-2）。疼痛难忍时每次到小诊所予以止痛或者输液治疗均能好转。发作频次逐渐增

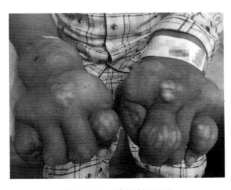

图 50-1　肿胀的双手

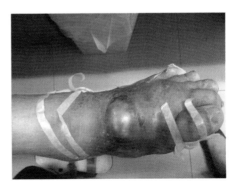

图 50-2　肿胀的脚趾

多，长期口服非布司他片治疗，依从性很差，经常间断治疗。本次因双下肢和颜面水肿，尿量减少，夜尿频入院治疗，血尿酸 792μmol/L，Ca^{2+}：3.07mmol/L，诊断为尿酸性肾病、痛风、高钙血症，疾病发展到如此程度，患者经济条件有限，仅希望给予止痛处理。

【沟通体会】

医生对患者说，他的关节问题应该是痛风石引起的，积极配合治疗，听从医生的话病情可以控制，但是他不理解，这多年的病情反复，已经不抱任何希望了，只希望能减少疼痛就可以了。医生与我联系，咨询有没有好确诊办法。我去病房，看了看患者病情，建议医生细针穿检查，方便又快捷。结果细针穿刺、涂片镜检发现大量针尖状结晶体（图 50-3，图 50-4），马上报告给医生，医生拿着报告给患者看涂片，告诉他关节的疼痛一方面是由于炎症，另一方面是由于这些"针"刺伤组织造成的，科学的治疗可以让这些"针"减少甚至消失，患者终于愿意配合治疗了。

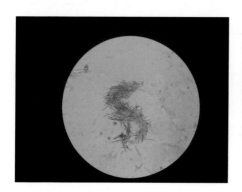 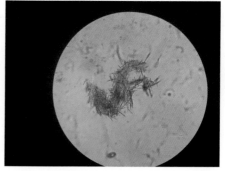

图 50-3　针尖状结晶体　　　　图 50-4　针尖状结晶

【王福斌点评】

此案例经过细针穿刺使疾病得以确诊，涂片让临床医生和患者看非常直观。对于一些体表囊肿或者不明原因的肿物都可以通过细针穿刺抽出少量积液，然后涂片染色镜检，从而推断积液的性质。该项操作简单、创伤小、费用低，对临床的诊治指导作用大，是非常好的检查手段，值得推广应用。

（朱凤娇）

【病例介绍】

　　患者男性，60岁。半年前无明显诱因出现无痛性全程肉眼血尿，有血块，无尿频、尿急、尿痛，无腰腹疼痛及发热；当地医院对症治疗后血尿消失。之后血尿反复发作，今为求明确诊治来就诊，门诊以"不明原因血尿"收治于泌尿外科。血液常规检查 WBC 5.42×10^9/L，RBC 3.09×10^{12}/L，Hb 73g/L，PLT 205×10^9/L；尿液常规：尿蛋白+，红细胞852个/μl，白细胞98个/μl，尿沉渣镜检时见到异常细胞（图51-1，图51-2）。因为镜检时发现了异常细胞，其性质待定，立即将剩余的尿液倒入试管里离心，去上清留取最后的0.2ml混匀涂片染色，从形态上考虑为恶性肿瘤细胞，胞浆中可见大空泡结构，体积稍小者可见成堆分布现象。尿沉渣涂片行瑞氏-吉姆萨染色，边缘和片尾可见大量异常细胞，体积巨大，呈圆形、梭形、不规则形，单个细胞为主，也可见团状聚集；部分细胞胞浆量多，呈嗜碱性深蓝色，部分呈粉灰色，可见空泡，无颗粒或见少许紫红色颗粒，部分细胞胞浆可见长拖尾；细胞核大，居中或偏位，染色质粗细不一，多数聚集浓缩，深染似煤块，结构不清；核仁不甚清晰，明显者呈深蓝色；片中可见肿瘤细胞封入现象。异常细胞形态符合恶性肿瘤细胞特点（图51-3～图51-5）。

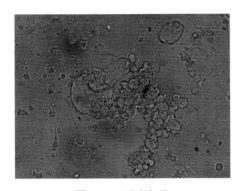

图 51-1　异常细胞

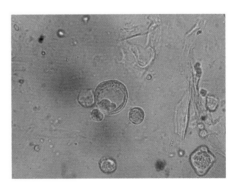

图 51-2　异常细胞

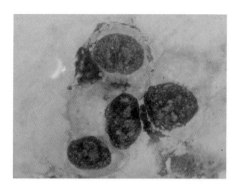

图 51-3　细胞核大，偏位，胞浆量多，
　　　　呈嗜碱性深蓝色

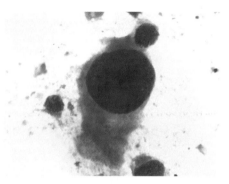

图 51-4　细胞胞浆量多，呈粉灰色，
　　　　可见空泡，胞浆可见长拖尾

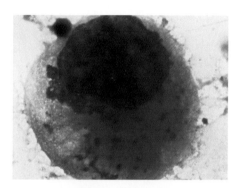

图 51-5　细胞核大，偏位，染色质粗细不
一，多数聚集浓缩，结构不清

【沟通体会】

　　我和临床医生联系，告诉他尿液细胞学考虑肿瘤，他说根据患者的症状，主要考虑炎症、结石、肿瘤，常规检查没有特殊结果，没有想到仅通过细胞学就把问题找出来了，我建议继续进行肿瘤标志物及影像学检查。结果：CA199 50.05U/ml（0.0～30）↑，铁蛋白 10.0ng/ml（30.0～400.0）↓。中腹部、盆腔、胸部 CT 示：①右肾上盏占位性病变，考虑肾癌。②双肺多发结节影，考虑双肺多发转移肿瘤。③右输尿管中段结石，并右肾及输尿管积水。临床综合考虑右肾癌并肺转移。

【王福斌副主任检验师点评】

　　对于老年患者，如果长时间出现无痛性血尿，又没有发热等泌尿系统感染症状，应高度怀疑泌尿系统肿瘤的可能。尿常规是较影像学和病理学更方便、更经济、更快捷的检查技术。在做尿常规的时候，沉渣镜检如果看到大个的聚集成团的细胞，一定要加做染色镜检，如能够发现脱落的肿瘤细胞，就可以诊断肿瘤。检验科要重视形态学人才的培养，为临床诊疗提供更多的证据。

（曾强武）

52　心包积液来定性

【案例经过】

    患者，女性，69 岁，气促、胸闷 1个月余，加剧 10 天。1 个月余始出现气促、胸闷，程度逐渐加重，近 10天来症状明显，就诊当地医院，查胸片提示："肺部占位"，转诊入院。既往史："高血压病" 10 余年。查体：神志清楚，呼吸急促，右上肺呼吸音稍减弱，余肺呼吸音清，心律齐，心音稍低，未闻及杂音。辅助检查：血常规、全程 C 反应蛋白、血气分析、proBNP、心肌

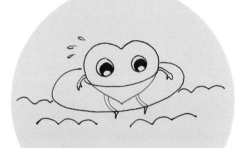

心包积液，谁是罪魁祸首？

酶、常规心电图均大致正常，血 CEA 59.96ng/ml↑，NSE 58.32ng/ml↑，非小细胞肺癌相关抗原 21-1 130.3ng/ml↑。胸部 CT（图 52-1）：右肺上叶尖段支气管堵塞，周围见一结节状密度增高影，大小约 2.4cm×2.7cm，密度不均，CT 值约为 14～30HU，边缘分叶，可见细短毛刺，邻近胸膜凹陷，可见偏心小空洞，近肺门侧可见血管集束征。左肺见多发小结节影，部分呈磨玻璃影；右肺下叶见少许斑片及条索状密度增高影。余肺未见明显异常。气管及余叶支气管通畅，纵隔内见淋巴结影，心包腔内见液性密度影。双侧未见胸水征。胸部彩超：心包腔探及液性区，宽约 1.8～2.5cm。右胸腔探及片状液性区，深约 0.6cm，内透声欠佳，右肺体积缩小。

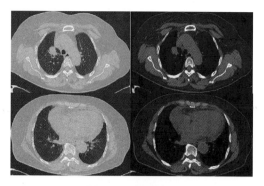

图 52-1　胸部 CT

　　患者入院后气促症状进行性加重，结合胸部彩超及胸部 CT 改变，考虑右肺肿瘤、心包积液，急行心包闭式引流术，术后引流血性心包积液，综合病情，考虑右肺恶性病变并心包转移可能，但患者气促改善不明显，难以行进一步侵入性操作，送检心包积液检查仅提示可见红细胞，诊断陷入困境。住院医生向我汇报这个患者的病情后，我建议除了送检常规检查以外，可考虑送检细胞学分类及液基细胞学检查，并与检验科沟通，告知目前临床判断恶性病变可能性大，后检验科技师回报，在其中一次的心包积液中发现异型细胞，并反馈恶性病变可能性大，但体液中细胞数量较少。如何解决细胞较少的问题呢？我再次联系当班的检验科技师，告知目前临床的困难，并与其充分沟通，可否留取更多标本离心后取白细胞层再行液基涂片，检验科同意配合，这次终于找到了罪魁祸首，进一步通过免疫组化（图 52-2），最终确诊右肺腺癌伴心包转移。

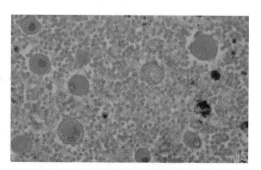

图 52-2　免疫组化
免疫组化：CK7（3+）TTF-1（+）NAPSINA（3+）CEA（+）
D2-40（－）CR（－）P40（－）MOC-31（－）

　　血性心包积液，提示恶性病变可能性大，进一步结合血液肿瘤标志物结果，得到一个倾向性的判断。临床送检心包积液常规生化，有助于一部分疾病的鉴别，当考虑恶性病变时，细胞学检查必不可少，多次送检可以提高阳性率，如果一次可以收集较多的积液，可以完全用来离心，取白细胞层多制一些片子，可能一次就找到证据。

　　当临床遇到困难时，比如考虑肿瘤，但是多次送检一直没有想要的结果，需要与检验科及时沟通，制定个体化的检查策略，争取在最短的时间内使患者得以确诊。

【郑立恒博士点评】

　　对于临床所有证据都指向癌症，但是有诊断意义的肿瘤细胞多次送检得不到，确实是一个让临床医生无法向患者家属交代的棘手问题。如何提高阳性率，这里面是有技巧的。直接液基涂片用的标本有限，阳性率受到限制，如果把所有积液离心，然后把白细胞层都收集在一起，再用液基法制片则收集到有意义细胞的概率就会明显提高，此案例就是通过这种方法达到确诊目的的，也是临床和检验有效沟通的成果，值得大家借鉴。

（吴　迪）

53　肺穿液基助力，精准快速诊断

【案例经过】

　　患者，女性，62岁，左髋部疼痛、胸闷1个月余。1个月余始出现左侧髋部疼痛，程度逐渐加重，感胸闷，无咳嗽、咳痰，无畏冷、发热，就诊当地医院，查胸片提示："肺部占位"，转诊入院。既往史：高血压病、冠心病、心肌梗死。查体：神志清楚，呼吸急促，右上肺呼吸音稍减弱，余肺呼吸音清，心律齐，心音稍低，未闻及杂音。辅助检查：血常规、C反应蛋白、降钙素原、肝肾功能、心肌酶均正常，血结核抗体：阴性，血CEA：17.77ng/ml↑，CA199：378.5KU/L↑，非小细胞肺癌相关抗原

21-1：15.20ng/ml↑。

　　胸部CT（图53-1）：左肺下叶背段支气管分支管壁增厚，管腔狭窄阻塞，周围见团块状软组织密度影，大小约3.6cm×3.5cm，内密度不均，平扫CT值约15～41HU，增强后不均匀强化，动脉期CT值约12～51HU，实质期CT值约13～76HU，内见小透亮影，边缘可见分叶，周围见斑片状、索条状阴影，边缘模糊。右肺中叶及左肺见少许索条状阴影，边界欠清；双肺上叶见数个小结节影，部分边界欠清。余肺内未见明显实质性病变。气管及余叶支气管通畅，纵隔内见肿大淋巴结影。双侧未见胸水征。髋部MRI提示骨质破坏，胸部CT提示左肺下叶背段可见占位，考虑肺部肿瘤骨转移。

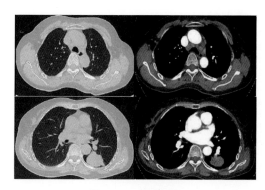

图 53-1　胸部 CT

　　我建议家属行CT引导下肺穿刺术，确诊的机会很大，在穿刺后会进行涂片以及组织病理检查，时间安排早一些，有可能第二天就可以确诊。随即，患者及其家属均同意行肺穿刺术。肺穿刺术前，与检验科沟通，告知目前临床判断恶性病变可能性大，拟将穿刺液行涂片细胞学检查，检验科得知情况后反馈，建议快速涂载玻片3片，然后立即送检。顺利完成肺穿刺操作后，按照技师要求制片，并立即送检。相关人员非常重视，接收标本后立即着手进行检查，当天下班前，我们就接到反馈，"肺穿刺液基涂片：少量异型细胞，倾向腺癌细胞"（图53-2），在如此短的时间内就获得确诊，得到了患者家属的认可，后进一步通过组织病理及免疫组化确诊（图53-3），左肺腺癌。

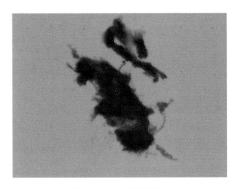

图 53-2　异型细胞

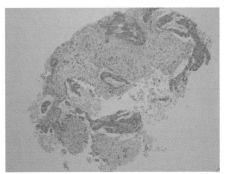

图 53-3　组织病理及免疫组化

组织病理及免疫组化：CK7（3+）TTF-1（3+）NAPSINA（－）CEA（+）CD117（－）P40（－）CDX-2（－）Ck5/6（－）；

"左下肺组织"：形态学及免疫组化符合肺腺癌。

【沟通体会】

对于病灶位于外周的患者，在患者心功能欠佳的情况，CT 引导下肺穿刺术获得病理组织，是个很好的选择，有利于快速明确诊断。

涂片检查，不仅仅适用于感染性病变，也适用于肿瘤性病变，前提是需要和检验科医师做好沟通，按照检验科要求制片，最好可以制 3 片以上，有助于提高检出阳性率。

临床诊疗需要按照规范化的操作进行，对于特殊的病例、特殊的检查，及时与检验科沟通，才能制定个体化的检查策略。

（吴　迪）

54 "扑朔迷离"的尿潜血

【案例经过】

今天，看到一份尿结核菌培养阳性的报告单。不由得想起了这个患者的故事。那天查房，住院医生汇报：患者，女性，34 岁，咳嗽、咳痰 6 个月余，加剧伴发热、气促1个月。6个月前，于外院行试管婴儿，妊娠16周时，无诱因出现阵发性咳嗽、咳痰，对症治疗效果不佳，后渐出现发热，最高体温达39℃，伴气促，症状逐渐加剧，无奈行引产术，进一步完善胸部CT及相关检查后诊断："继发性肺结核 双上中下涂阴，初治"，予以"异烟肼、利福平、吡嗪酰胺、乙胺丁醇"规则抗结核治疗，热退，气促、咳嗽均较前稍好转，一切都在往好的方向发展。但其中一项检查的异常，引起了我的注意，"尿常规：潜血+"，这是什么原因呢。住院医生说，他也注意到了，进一步追问了病史，患者送检尿常规标本时刚好处于经期附近，故考虑与月经周期的影响有关。我的建议是，近期再次复查。过了几天，住院医生又拿了这个患者的尿常规结果给我看，这一次的结果，有了意外的收获——"潜血：+，蛋白：++，红细胞：143个/HP，白细胞：3 243个/HP"，住院医生表示不解。我的分析是：一次尿常规的潜血，可能与经期有关，与检验科老师沟通，普通的尿常规难以区分二者，但患者是一个试管婴儿后并引产的妇女，胸部CT可见肺部弥漫性病变、肺实质、肺间质都受累（图54-1），这也是患者高热、呼吸衰竭的原因，面对这样一个重症的结核病患者，尿液中的潜血阳性，值得我们警惕。是否存在泌尿系结核的可能，无痛性血尿，肾结核、肾癌，是我们需要首先考虑的；其次，第二次尿常规的检查结果中出现了白细胞和蛋白，这提示我们存在泌尿系感染，并且肾脏重吸收或者屏障出现了损害。我的建议是：进一步查尿结核DNA、尿结核菌培养。电话联系检验科老师，告知这是一个重症结核患者，临床高度考虑泌尿系感染可能，对这个患者标本重点关注一下，

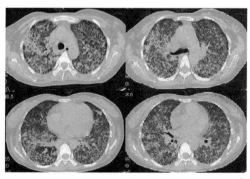

图 54-1　胸部 CT
双肺内见弥漫性斑点、斑片、小结节状影，密度不均，边缘模糊

如果异常请及时通知我们；另一方面完善泌尿系彩超。3天后，相关结果回报，泌尿系彩超：右肾窦内液性区（囊肿？）；左肾重度积水，形态欠规则，考虑结核可能。检验科的也电话告知尿 TB-DNA：阳性，至此，"尿潜血阳性"的问题总算尘埃落定了，原来是肾结核。

【沟通体会】

试管婴儿逐渐增多，试管婴儿后罹患结核多数为重症结核，往往肺部间质受累，表现为呼吸衰竭，同时会出现肺外结核，这个患者就是合并了肾结核。

在临床中，要重视检验结果的异常，寻找其异常背后的原因，可以帮助我们更好地诊治患者。动态监测的价值大于单一检测的结果，在难以解释时，多与检验科老师沟通，可以获得意想不到的效果。

尿液中结核菌的涂片检测，阳性率很低。分子生物学，如结核 DNA 的应用，给我们的临床诊治提供了有力的手段，通过分子生物学检测及培养的联合检测，可以有效提高阳性率。

【邹盛华副主任检验师点评】

肾结核的症状往往很隐匿，患者初期可以完全没有症状，而仅仅表现为尿潜血阳性，后续继发泌尿系感染、肾积水、膀胱挛缩，进而逐步出现相应的症状。同时，肾结核诊断也一直都是个难题，主要原因在于传统的涂片检测方法阳性率很低，而培养又需要漫长的3周，没有办法及时反馈临床。得益于分子生物学的应用，这个不利的局面逐步得到改善。这个患者无疑是幸运的，临床医生的敏锐，加上检验技师的精准，使得其得以明确诊断。这提醒我们在临床工作中，需要保持"好奇心"，这样，才能发现那些检验结果异常背后的秘密。

（吴　迪）

【案例经过】

患者，女性，65 岁，3 年前开始出现咳嗽伴活动后气喘，未重视、未诊治，3 年来气喘呈缓慢进行性加重，7 天前因咳嗽、气喘加剧就诊于县医院，查胸部 X 线提示"蝶翼状阴影"，BNP：550pg/ml，考虑诊断"急性心力衰竭"，予"抗心力衰竭"治疗，气喘、咳嗽改善不明显，进一步查了肺部 CT（图 55-1）后考虑："间质性肺炎"，完善自身免疫抗体谱、病原学、肿瘤指标回报均阴性。气管镜示"支气管黏膜稍潮红"。灌洗液培养：无致病菌生长。

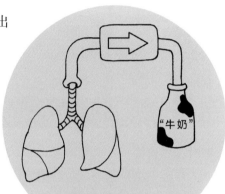

肺里竟会洗出"牛奶"？

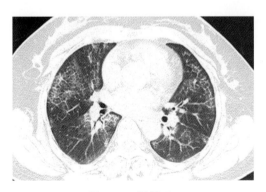

图 55-1　肺部 CT
小叶内和小叶间隔增厚，呈多角形，部分密度增高影与正常肺脏分界，呈"地图"样分布

综合病情考虑："特发性间质性肺炎"，予"糖皮质激素"治疗，气喘改善仍不明显，转诊入院。患者主要症状是气喘、干咳，查体：双肺可闻及少许湿啰音。究竟是什么病呢？急性左心衰竭？还是特发性间质性肺

炎？考虑其气喘是缓慢进展，且无咳粉红色泡沫痰，夜间阵发性呼吸困难等其他左心衰竭的临床，且无基础心脏疾病。入院后监测BNP：510pg/ml，并无明显升高，心电图正常，故考虑急性左心衰竭可能性小。入院后进一步完善相关病原学、自身抗体谱、肿瘤标志物等检查均无明显阳性结果，难道就是"特发性间质性肺炎"？考虑其确诊需要检验支持，建议再次气管镜，但患者及其家属拒绝有风险检查，带着疑问我请示了上级医师。主任重新查阅当地胸部CT，发现有不典型"地图征"表现，结合其他检查，提醒我需注意排除肺泡蛋白沉积症，我立即打电话联系了县医院检验科，与检验技师充分沟通，告知目前患者的临床表现以及初步的临床诊断，他回忆当时送检的灌洗液确实有类似于"牛奶状"的表现，但因为工作忙碌，忽略了，未向临床反馈，而且受限于基层医院条件，没有开展PAS特殊染色技术，就没有进一步探究。"不典型"的影像和"典型"的肺泡灌洗液，进一步支持主任的判断，带着这份信心，说服家属，终于再次行气管镜检查。当然，在气管镜检查送检当天，我就早早地联系了检验科、病理科技师，告知目前的临床判断，密切关注肺泡蛋白沉着症可能。果不其然，气管镜灌洗液呈"牛奶样"，静置后有黄色沉淀析出（图55-2），PAS染色阳性，活检组织病理（图55-3）：肺泡腔内大量淡伊红染、无定形颗粒状物质沉积，检验科行特殊染色：PAS（＋）、PAS-D（＋），最终确诊：肺泡蛋白沉积症。经过"全肺灌洗治疗"后，症状好转出院。

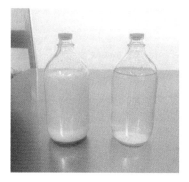

图55-2　灌洗液呈牛奶样外观，静置后有黄色沉淀析出

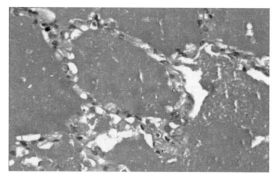

图55-3　肺泡腔内几乎完全填充着无细胞形态的PAS染色阳性物质

这件事情让我感触颇深，当地县医院临床医生见到胸片报"蝶翼样"表现，就立刻判断为心力衰竭，殊不知竟是一个美丽的"陷阱"。对于临床医生而言，有的时候思路不能太局限，判断一个病不能太武断，应注意鉴别；对于一些效果不好的患者除了要考虑常见病、多发病，还应注意一些少见病；对于检验科医生而言，有的时候不放过任何一个细节，可能就会对临床医生的疾病判断产生重大影响，甚至能够拯救一个生命；本例临床医生如果看 CT 再仔细些，检验医生对于发现灌洗液性状细节如果能及时反馈，可能患者能少走些弯路，及时得到有效治疗。

PAS 染色又称过碘酸雪夫染色，糖原染色。一般用来显示糖原和其他多糖物质。原理：过碘酸能使细胞内的多糖乙二醇基，氧化成二醛，再与 Schiff 氏液的无色品红结合，红色，定位于胞浆上。

肺泡蛋白沉积症是表面活性物质体内代谢失衡引起的一种综合征，以肺泡内过碘酸雪夫染色阳性磷脂蛋白类物质的不断沉积为特征，影响肺内气体交换，严重可导致呼吸衰竭，为呼吸系统少见病，本身症状、体征就无特异性，确诊依赖影像学、支气管灌洗液、组织病理学检查。如果专科医生专科知识很丰富，但思路很窄，只会联想到常见病，就会造成误诊。故需开阔视野，当临床效果不好时，需注意一些少见病。

【经典箴言】

判断有些疾病不能光看表面，应该多一份警惕。及时沟通，是一座桥梁，它能够拉近医生和患者的距离，同时也是临床医生和检验医生合作的重要方式。

【邱栋发主任医师点评】

该患者为肺泡蛋白沉积症的患者，本病属于少见病，特别是在基层医院诊断更是困难，需要临床医生和医技医生扎实的基本功，同时需要拥有开阔的视野，有效的沟通，坚持不懈探究的精神。

（潘运昌）

【案例经过】

某天上午，我们又进入了"一级备战"状态，大家都手脚并用地埋头干活，实习学生也成了主力。来渗透压标本了，"××，把这个渗透压做上"，我在 LIS 上核收标本后，马上开始做。"老师，这个尿液渗透压是1620mOsm/kg"，我准备填写结果，"不对，这么高的尿液渗透压？"以前没有碰到过啊。查看患者有没有做尿常规检查。尿常规结果显示有一些白细胞，但是比重很正常啊：

小小气泡，竟然有大大的影响！

1.020，按照常规的估算公式：尿液渗透压 = 尿比重尾数 ×（30～40），尿渗透压应该是 600～800mOsm/kg 之间，现在的结局是二者明显不符。我迅速"移位"至渗透压检测仪前准备重新检测，加 20μl 标本入专用小试管中，抬起探测臂，拿出之前的小试管，放入后来的这支试管，点击运行，仪器开始检测。利用这个空档，我拿起之前的小试管仔细观察了一下，发现有个小气泡。估计是这个气泡惹的祸。3 分钟之后，检测完毕，屏幕显示结果：621mOsm/kg。与尿比重相符，填写结果，发报告。之后又试了几次，注意到确实加样时应该慢一些，不能在小试管的底部产生气泡，否则检测值就特别高。

我跟实习生说，尿液渗透压检测看似简单，但是审核结果的时候如果发现明显异常一定要查看尿常规等结果，根据公式进行推导，如果相符报告可以发出，反之一定要查找原因，气泡可以造成异常，所以加样的时候一定要小心。如果标本没有问题就要和临床沟通，直到把问题理清为止，否则发出错误报告检验科就被动了。

尿液渗透压是反映尿液中具有渗透活性粒子（分子或者离子等）数量的一个指标。它能较客观地反映肾脏对溶质和水的相对排出速度，相比尿比重更能准确反映肾脏的浓缩和稀释功能。正常人的尿渗透压一般在 600 ～ 1 000mOsm/kg 之间。

临床上常见尿渗透压降低、增高的情况不常见。尿渗透压降低见于慢性肾盂肾炎、多囊肾和阻塞性肾病；肾小球肾炎累及肾小管和肾间质时，尿渗透压也会降低；而尿渗透压增高主要见于致抗利尿激素分泌失调综合征，这种病的临床表现为倦怠，软弱无力，严重者可出现嗜睡、甚至精神错乱；血钠低而尿钠升高，多数无水肿。

由此案例可以看出：①对于检测项目临床意义的掌握有助于我们对检测结果做出正确的判断。因为抗利尿激素分泌失调综合征在临床实属不多见，所以出现尿液渗透压增高时，检验人员应该主要考虑实验室内的问题。②掌握各检验项目之间的关系也非常重要，有助于检验人员对检验结果的正确与否做出迅速的判断，为复检标本提供理论依据。

【经典箴言】

临床检验工作其实是一环套一环的，理论知识很重要，知识的横向联系以及灵活运用我们所学的理论知识更重要。

【郑立恒博士点评】

当出现明显异常的检验结果时，要结合其他检查结果进行推理，同时反思检验流程，甚至和临床沟通，直到问题解决为止。这个案例不是与临床的沟通，而是与实习生的沟通，每个单位的日常工作离不开他们的帮助，检验人员审核结果时一定要认真仔细，发现问题，找出症结，然后把解决思路传授给学生，这是教学相长的必由之路。

（张明霞）

【案例经过】

某日接到一例脑脊液常规检测标本，初步观察标本无色透明，但计数后发现细胞数竟然不少，明显与浊度不符嘛，带着疑惑又多看了一下计数池内经冰醋酸预处理的标本，发现有些细胞隐约可见细胞核，感觉像单核细胞，又有说不出的奇怪感觉。我疑虑丛生，不会是新型隐球菌吧？脑子里突然蹦出这样一个念头。

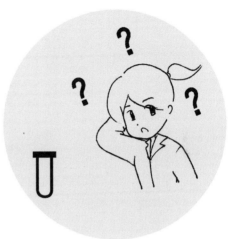

上墨汁染色一看，结果令人兴奋！每个视野都能找到很漂亮的有透亮菌体和宽厚荚膜的细胞，大小不一，应该就是新型隐球菌了！在临检做脑脊液常规检测多年，还从未有如此惊喜的意外发现。

然而，脑脊液常规检测并不要求染色处理，在未染色的情况下，新型隐球菌到底是什么形态？如何与红白细胞鉴别呢？这是我重点关注的问题！于是，我又重新进行了观察：该菌大小不一，比白细胞略大或略小，多呈圆形，有的像葫芦样（出芽），胞体边界光滑、完整、清晰，边缘有明显厚实感，胞体感觉是透亮的，有空洞感，可见一个或多个小内容物，折光性强，部分内容物也可见出芽现象；而白细胞胞体没有透亮感，边缘没有厚实感，胞内常有大量颗粒；红细胞呈双凹圆盘状，无内容物，边缘厚实感不强，酸化后溶解，而隐球菌耐酸不溶解，结构完整。以上基本就是新型隐球菌与红白细胞的鉴别要点了。

【沟通体会】

得到这个结果后，我激动地给临床医生打了电话，主管医生喜出望外，原来他们也正在焦急等待检验科的结果！该病例真是一个说来话长、疑难曲折的病例。患者因非特异性发热、持续头痛伴呕吐 17 天，加重伴精神行为异常 1 天入院求治，早期临床表现、影像学表现和脑脊液结果不典型，查找新型隐球菌的确诊检验敏感性又较低，因为脑脊液做墨汁负染色检查是最简便快速的方法，但新型隐球菌易自溶，极易漏诊和误诊。所以，结核性脑膜炎还是病毒性脑膜炎？定不了，住院后多次组织全院会诊，难以确诊，如果检验科回报发现新型隐球菌，就可确诊为新型隐球菌性脑膜炎，后续才能有效施治！

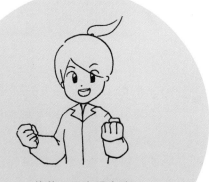

练就一双火眼金睛，
脑脊液常规也能识别隐球菌！

我一直追踪患者病情，自检验科回报结果后，给予两性霉素 B 和 5- 氟胞嘧啶等抗真菌治疗，效果不太理想。患者家庭条件优越，主动要求转上级医院治疗，后期又入院巩固治疗，当前患者已恢复正常工作生活。

【经典箴言】

火眼金睛的基本功要坚持修炼，不染色的隐球菌高倍镜下也要能识别。

【许绍强副主任技师点评】

微生物组脑脊液墨汁负染色查找新型隐球菌，常有阳性发现，但是临检脑脊液常规在未染色、红白细胞干扰的情况下发现新型隐球菌，却非易事！检验人员必须熟练掌握未染色标本中，新型隐球菌和红白细胞的形态区别，遇到疑似细胞需行墨汁负染色进行验证或排除，不仅可以纠正细胞计数的错误，必要时跟临床进行沟通，有时能比微生物更早一些给临床诊断性的提示，这对新型隐球菌脑膜炎的诊断很有价值！

（于培霞）

58 眼睛里的"虫子"

【案例经过】

某日值班，接到眼科门诊电话，"一位患者眼分泌物增多，从眼内取出一条虫子，你们能帮忙看看是什么虫子吗？""可以，我们也不一定认识，但是可以向其他专家请教。"待标本送过来一看，一个肉眼可见的小黑点状东西在白色棉签上来回移动，制片后可见白色虫体在生理盐水中涌动。在显微镜检下观察到虫体平均长 1mm 左右，中段较粗大，两端渐细呈纺锤形。虫子的头部有一对粗大尖锐深棕色角质口钩，呈向后方弯曲状，口钩基部周围有刺，体表丛生环形小刺，在虫体尾部肛门周围，有多个强壮爪状小棘。

这到底是什么虫？还真没见过，赶紧向检验科主任汇报，看他能否进行识别，同时发到微信群大家讨论，主任让问问患者情况。原来她40岁，外出时感觉有异物进入右眼，出现眼部不适、异物感等刺激症状，就诊时眼部结膜充血水肿，右眼内有多个体白色头黑色的蠕动虫体，地卡因局部麻醉下取出虫体。

有经验的寄生虫专家说是羊狂蝇幼虫，我们赶紧上网查有关资料，发现所叙述的和我们观察到的一致。肉眼观察呈淡黄白色，长约1.6mm；镜下观察中段粗大，两端较细呈纺锤形（图58-1）；其头部有粗大黑色的头咽骨（图58-2）；前端较尖，有 1 对口钩，后端较钝，呈刀切状，有一对黑色气门。周围体表有刺数圈。马上通知医生结果。

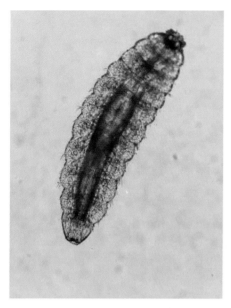

图 58-1　光学显微镜观察虫体（400×）

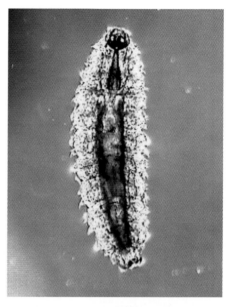

图 58-2　超高倍显微镜观察虫体
（146 000×）

【沟通体会】

　　随着社会发展，寄生虫越来越少，当偶尔发现时不一定能识别，碰到这种情况，临床和检验要及时沟通，检验人员如果没见过，一方面请教身边的专家，同时借助网络寻求帮助，一般都可以解决。此案例微信群很快给出答案，算是帮了大忙，信息社会沟通的渠道真是多呀。

　　人眼结膜蝇蛆病是蝇类幼虫感染眼睛而发生的疾病，我国发现的眼蝇蛆病主要以狂蝇属和鼻狂蝇属幼虫所致最多，其中以羊狂蝇最为常见。经虫种鉴定均为 1 期羊狂蝇龄幼虫，主要寄生于人单眼结膜囊。

　　羊狂蝇又名羊鼻蝇，可分为幼虫、蛹及成虫三个阶段。成虫多白天活动，在羊的体外飞翔，幼虫则寄生在羊的鼻腔和附近腔窦内，羊狂蝇一龄幼虫可侵入人眼部而发病，一般于感染 10 余天幼虫可自行死亡。

　　患者主要分布于我国北方地区，多见于广大牧区或农村的野外工作者，市郊及小城市也偶有发生，以夏秋季多发，多在户外活动时感染，大多数患者有飞蝇撞击眼史。幼虫感染人体后引起严重的局部刺激症状，如异物感、不敢睁眼、流泪、疼痛、瘙痒等。幼虫在角膜和结膜表面爬行可引起患者眼部剧烈疼痛，严重者可继发细菌感染导致急性化脓性结膜炎。

眼部检查时，位于角膜周边幼虫易于发现，结膜囊内可见乳白色虫体，在水肿的球结膜上，隐约可见黑点蠕动，如将幼虫揉入结膜穹窿部，则不易发现，必须结合病史仔细检查。

人眼部蝇蛆病处理比较容易，结膜内滴入 0.5%～1.0% 地卡因，可使患者眼部刺激症状降低而易于治疗，也使蝇蛆失去附着能力，用湿棉签接近虫体后旋转沾出，或在裂隙灯下用镊子夹出，再用生理盐水反复冲洗结膜囊，尤其对穹窿部要仔细检查，确认无虫体后再滴入消炎眼药，即可治愈。

消灭苍蝇是预防蝇蛆病的可靠方法，如及时清除垃圾、粪便，生活垃圾装袋、堆肥，安装纱门纱窗防蝇飞入室内及在蚊蝇孳生场所喷洒杀虫剂杀灭幼虫等，从而降低蝇蛆病的发病率，同时也应对蝇蛆病的防治进行宣讲，注意个人饮食及环境卫生，早发现、早诊断、早治疗，从而降低蝇蛆病所造成的危害。

【郭步平教授点评】

随着经济和卫生条件的改善，寄生虫的感染率持续下降，寄生虫检验越来越不受到重视。日常工作中一旦遇到寄生虫，就会感到力不从心。但是信息社会沟通渠道很多，总会有办法在最短时间内确诊，这是一个很好的临床和检验沟通、检验人员借助微信群快速诊断的寄生虫病例，通过这事也提醒大家平时注意加强寄生虫形态的识别能力，不断提高诊断水平。

（韩素丽）

59 消化道内容物隐血阴性复检结果更可靠

【案例经过】

患者，女性，83 岁，既往高血压病史，因"发现言语障碍，左侧肢体无力 4 小时 20 分钟"入院。体格检查：T 36.8℃；P 95 次 /min；R：3 次 /min；BP 106/74 mmHg。一般情况差。全身皮肤黏膜未见黄染及出血点。辅助检查：血常规：白细胞 22.1×10⁹/L ↑，血红蛋白 91.0g/L ↓，血小板 122.0×10⁹/L，红细胞压积 29.4% ↓，平均红细胞体积 65.33fl ↓，中性粒细胞百分比 93.9% ↑。血生化：高敏肌钙蛋白 0.011μg/L，肌红蛋白 88.8μg/L，肌酸磷酸激酶同工酶 1.0μg/L，C 反应蛋白 4.04mg/L，降钙素原 0.55 ↑，白介素 -6 111.70pg/ml ↑，白蛋白 30.3g/L；凝血四项：PT 15.4s ↑，INR 1.34 ↑，APTT 37.2s ↑，TT 26.2s ↑。入院诊断：①急性脑梗死；②原发性高血压（待分级）；③消化道出血？

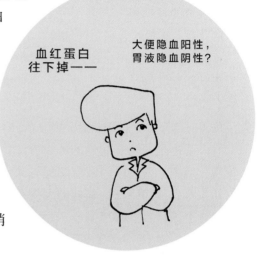

入院后检查显示第二天、第三天、第四天血红蛋白分别为 88g/L、79g/L、65g/L，大便隐血阳性。第二天胃液隐血阴性，临床医生质疑结论。负责人调查得知当日出报告老师仅用金标法进行了检测，未用其他方法进行复检。请临床再送标本进行测定。第三日，临床又送了胃液标本，金标法仍为阴性，按照本室 SOP 要求，用化学法进行了复检，结果为阳性。报告临床隐血（化学法）阳性。该室负责人与临床医生进行了沟通，得到了临床医生的理解。经临床针对消化道出血进行治疗，出院时血红蛋白恢复正常。

【沟通体会】

便隐血测定曾经的方法是化学法，其原理是基于氧化还原反应，受药物、饮食等多种因素的影响，故测定前对患者有很多要求如不能吃富含维生素、动物血等食物，且结果易出现假阴阳性。由于化学法的诸多缺陷，现已基本不用而改用金标法。

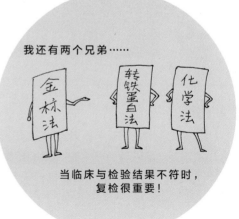

金标法是基于抗原抗体反应，且抗

体为人血红蛋白的单克隆抗体。对饮食、药物没有要求。其准确性相对较高。但影响抗原抗体反应的因素对其结果仍然有影响。如带状现象的影响，常见的是抗原过剩。致使即使是典型的柏油样样便，检测也会出现假阴性，此时需要对标本稀释后再检测；上消化道出血患者，据统计约有一半测定结果为假阴性，原因为经消化酶处理后血红蛋白抗原性减弱或消失所致。此时只能采取其他方法复检。转铁蛋白法为首选复检方法，但因该项目部分省份无收费标准，而且成本价格高而不能进行，但也不能就只报阴性的结果给临床，可以准备化学法的检测纸条进行复检。但因化学法的上述诸多问题，如化学法阳性时不能只报阳性，同时需标明检测方法，提示临床根据患者的临床情况进行判断。极少数血红蛋白抗原变异者，因抗体不能识别而不能测得阳性结果。

（王天琼）

60 一例嗜酸性粒细胞性腹膜炎

【案例经过】

患者，女性，66岁，10余天前无明显原因出现腹部胀满不适，进食后加重，畏食，无腹痛、腹泻，无恶心，无呕血、黑便，无发热黄疸，未予系统诊治，就诊于某私人诊所，予中药口服后未见明显缓解。现为求中西医结合系统诊治入院治疗。自发病以来体重无明显下降。50余年"肺结核"病史；20余年的"支气管哮喘"病史；12年前因"胆囊结石"于当地医院行"胆囊切除术"。否认外伤史、输血史及药物、食物过敏史，否认吸烟史，否认饮酒史。父母均有高血压病史，否认其他遗传病史。

体格检查，T 36.5℃，P 73次/min，R 20次/min，BP 128/78mmHg；皮肤黏膜无黄染；浅表淋巴结未扪及。双肺叩诊呈清音，听诊双肺呼吸音清，未闻及干湿性啰音；腹部膨隆，未见胃肠形及蠕动波，腹部触诊柔软，无压痛，反跳痛及肌紧张，有液波感，无震水声，未触及腹部肿块。肝脏、脾脏肋下未触及，肾脏未触及，双下肢轻度水肿。

入院诊断：①腹胀原因；②支气管哮喘。

辅助检查：血常规：白细胞计数 16.37×10^9/L，中性粒细胞百分比 38.6%，嗜酸性粒细胞百分比 47.0%；腹水脱落细胞回示：未见恶性肿瘤细胞。腹水 DNA 定量细胞学检查提示：未见 DNA 倍体异常细胞。腹水常规：深黄色，浑浊，无凝块，李凡他试验阳性，细胞总数 25×10^9/L，白细胞数 15.7×10^9/L，单个核细胞 10%，多个核细胞 90%。由于白细胞在分类时是采用显微镜湿片分类计数的方法，未进行细胞制片染色，不知道多核细胞具体是什么细胞，但在计数时，观察到多核细胞以两分叶为主，比较符合嗜酸性粒细胞"眼镜状"的特点，引起了我们的重视。于是把胸水标本进行离心，去上清液后沉渣推片自然干燥后行瑞氏 - 吉姆萨染色。油镜观察，证实我们的猜测是正确的，镜下所见几乎全是嗜酸性粒细胞（图 60-1）。

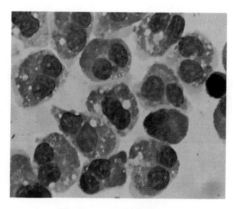

图 60-1　嗜酸性粒细胞

【沟通体会】

什么原因会导致嗜酸性粒细胞增多呢？患者又会是什么表现呢？带着疑问，拨通了管床医生的电话。迫不及待地向医生陈述着我们所见到的情况，腹水里面嗜酸性粒细胞比例非常高，患者有寄生虫感染吗？有过敏吗？有肿瘤病史吗？不过估计不会是肿瘤，腹水中没查见肿瘤细胞。我还想再问，这时候医生激动地打断了我的问话，说，我们就想确认一下腹水里是不是嗜酸性粒细胞非常多，多就对了，证明我们的推测是对的，这下放心了，可以用药了。我一下子有点愣，这是什么情况呀？医生接着说，极有可能是比较少见的"嗜酸性粒细胞性腹膜炎"，我们正想问你们腹水里的嗜酸性粒细胞高不高呢？你正好打过来了，谢谢啦！挂掉电话，犯起了嘀咕，嗜酸性粒细胞性腹膜炎是怎么回事呀？

嗜酸性粒细胞腹膜炎是以腹水中含有大量嗜酸性粒细胞为特征，非常罕见，病因不明，可能是一种变态反应性疾病。多数病员有食物过敏史，部分有过敏反应的全身表现。本病常为嗜酸性粒细胞性胃肠炎的特殊表现形式。嗜酸性粒细胞性胃肠炎主要病理改变为胃和小肠壁嗜酸性粒细胞浸润，偶可累及其他器官。虽然胃肠壁全层均可累及，但大部分病例病变常以某一层为主，其中以浆膜层病变为主者，临床上以腹膜炎和腹水为主要表现。诊断主要依赖腹水中查到大量嗜酸性粒细胞，腹水呈渗出液。血中除嗜酸性粒细胞增多外，部分患者 IgG 水平明显升高。X 线平片可显示嗜酸性粒细胞性胃肠炎的胃窦部狭窄和幽门梗阻、胃窦黏膜不规则，呈结节状改变。通过内镜取胃肠黏膜活检可有助诊断。去除过敏因素为本病首选治疗，无效者或未能找到过敏因素者，可给皮质激素，能迅速利尿，消除腹水。一般用泼尼松 20～30mg/d，连用 7～10d，少数病例可能需较长期维持治疗或间断给药。本病预后良好，经上述治疗后几乎全能改善，仅有个别致死病例的报道。

此例患者有 20 余年的"支气管哮喘"病史；临床根据腹水中的嗜酸性粒细胞增多，诊断为嗜酸性粒细胞性腹膜炎，经泼尼松片 40mg/d 对症治疗近 3 周，复查血常规，嗜酸性粒细胞由 47.0% 下降到 7.2%，腹水也减少，最后消失，激素治疗有效，患者康复出院。

【经典箴言】

腹水中如果出现大量嗜酸性粒细胞除了考虑到肿瘤、寄生虫等疾病，还要想到少见的嗜酸性粒细胞性腹膜炎。

【曾强武副主任检验师点评】

很多单位只开展胸腹水常规，由于不染色只进行单个核和多个核细胞的简单分类，但是多个核包括很多种细胞，此法由于太粗略不能进行疾病的精准诊断，对于少见的嗜酸性粒细胞性腹膜炎只做常规是不能诊断的。此案例的发现者工作非常认真，在常规中由于发现了大量多核细胞，并且以双核为主，就主动做了涂片染色，结果发现几乎都是嗜酸性粒细胞，平时看到多核一般都认为是嗜中性粒细胞，由于这个特殊的发现，经过和临床沟通，患者很快得以确诊。体液形态学发挥了重大作用，应重视研究和应用形态学检验。

（毛晓叶　冯　桃　谭兴贤）

61 胆红素结晶和橙色血质结晶你见过吗？

【案历经过】

某日收到一个腹水常规标本，外观为深褐色，重度浑浊，用一次性吸管反复抽吸液体，发现有很多类似杂质的成分，显然无法直接用 SYSMEX XN-2000 血液分析仪体液模式进行测定，即使做样本稀释也不能上机测定。涂片镜检，镜下可见褐色背景下有细胞碎片及影型细胞，细胞核及包浆内容物溢出。由于液体颜色较深，进行等量生理盐水稀释，可见部分完整细胞散在视野。待涂片干燥后行瑞氏染色，低倍镜下浏览全片，油镜下未见完整细胞，可见胆红素结晶及橙色血质结晶（图 61-1，图 61-2）。

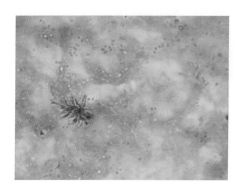

图 61-1　胆红素结晶（瑞氏 - 吉姆萨染色，400×）

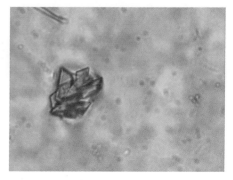

图 61-2　橙色血质结晶（瑞氏 - 吉姆萨染色，400×）

胆红素结晶和橙色血质结晶性质相同，均是不含铁的血红蛋白分解产物，形态相似，但形成机制却不同。胆红素是血红蛋白分解通过肝脏系列酶的作用下形成的，胆红素增高沉积形成胆红素结晶，常见于胆汁淤积性黄疸，急性肝坏死，肝硬化，肝癌等。橙色血质结晶是血红蛋白在无氧或者缺氧条件下分解形成的，常见于梗死组织，大出血灶或者血肿的中心部位等。一般出血后 3 天内可检出含红细胞的巨噬细胞，出血 4～7d 可见到 MGG 染色呈棕黄色或灰黑色的含铁血黄素细胞，10 天可见呈黄色晶体的胆红素结晶和橙色血质结晶，它们的出现提示陈旧性出血。所以初步判断该患者可能存在陈旧性出血，取得标本的方式有待确认（穿刺液或引流液）。

【沟通体会】

电话联系临床医生，了解患者病情及病程。患者男，50 岁，入院前 30 分钟从草垛上掉下摔伤，腹部疼痛，呈持续性钝痛，伴恶心及呕吐，呕吐物为胃内容物，无寒战，发热，无后背痛，无腹胀，为进一步就诊入院，急诊检查后以"腹部闭合性损伤"收入院。辅助检查：腹部 CT：考虑胰头挫裂继发腹膜后血肿，盆腔高密度影，考虑积血。肺部 CT：左肺下叶挫伤，左侧气胸，左侧第 4 肋骨骨折。入院诊断为腹部闭合性损伤、泛发性腹膜炎、胰头挫裂伤、腹膜后血肿、盆腔积血、左肺下叶挫伤、左侧气胸、左侧第 4 肋骨骨折。患者行剖腹探查术，术后留置 3 根胶质引流管（后腹膜，肠系膜根部后腹膜修补处及盆腔），于右侧腹壁另开口引出体外。

与临床医生沟通后确定此标本为腹腔引流液。此次引流液检测为术后第 15 天，时间上与橙色血质结晶形成的条件相符。告知临床医生镜下可见胆红素结晶及橙色血质结晶，符合陈旧性出血。

【经典箴言】

检验和临床积极沟通，证实自己镜下所见的东西符合患者病情，这样出的报告才心知肚明，胸有成竹。

【郑立恒博士点评】

形态学的魅力在于非常直观，但是镜下所见的东西一定要多想几个为什么，通过现象来推断其本质和临床意义是什么，关键时候要和临床联系来证实我们的推断，对临床的指导意义也更大。本案例作者基础知识扎实，看到胆红素结晶和橙色血质结晶就想到可能是多少天的陈旧性出血，最后通过和临床沟通证实其推断是正确的，这种工作态度值得检验的同道学习。

（贾　茹）

62 白带标本送检严重超时至细菌性阴道炎假阳性

【案例经过】

患者女性，29岁。门诊建卡取白带。检验科接到标本后严格按照标准操作规程涂片镜检排查细菌性阴道炎（当时未开展阴道六联检）。镜下结果：白细胞：0~2个/HP，上皮细胞：++/HP，杆菌+++/HP，其余未见。20分钟后，BV显色深蓝色，应判断为强阳性，提示细菌感染，这与我镜下所见相去甚远。于是我再一次镜检，并邀请多人复检，镜下见上皮细胞正常，未见大量致病菌和其他异常成分黏附。

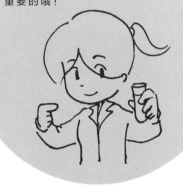

检验的准确解读是正确诊断的关键，此外，标本的规范及时送检也是非常重要的哦！

【沟通体会】

众所周知，检验科的标本都是由护工或护士送检，能获取的信息有限。我们决定走进临床，一探究竟。首先联系到患者本人，她自述并无用药或过度清洗外阴等情况；转而又联系医生，回复取样所用盐水及耗材均是一次性的，器材也没有污染，问题再一次陷入僵局，究竟是什么原因导致这一现象呢？难道是送检时出了什么岔子，带着一颗好奇心走进护士站，几经周折后，总算有了眉目。原来该标本取出后并未即时送检，已在病房放了3天，今日才送检。标本在不知不觉中发生了改变。

原因找到了，让我们再来了解一下细菌性阴道病的特点及标本送检要求等相关方面的知识。

细菌性阴道炎（bacterial vaginosis，BV）：过去称为非特异性阴道炎、加德纳菌阴道炎和嗜血杆菌阴道炎等。该病由加德纳菌和其他厌氧菌所致，炎症不明显，分泌物和白细胞不多，常可有特殊的鱼腥味，氨试验阳性等。从而可通过观察阴道菌群的变化、化学成分的改变及检出线索细胞等作出诊断。

各医院应规范送检流程，实施检验前质量控制，确保标本的检验质量。做好检验前质量控制，需要医护患配合完成。必要时由检验科按照各种检测标本的注意事项对临床医生、护士、护工等工作人员进行培训，使其掌握检验项目申请、采样及送检规范，为拿到精准的检验结果做前期质量控制，有效地避免错漏和误诊误治的发生。

作为检验人员，除了应具备敏锐的观察力，同时也要具备扎实的理论基础，对各个检测项目的检测原理、影响因素、临床意义等都需要有所了解，才能合理解释结果，对不符合实际和矛盾的结果及时发现、循证、沟通和处理，解决潜在医疗隐患。

【经典箴言】

检验前标本质量控制不好会使结果造成误判，与患者的实际病情大相径庭。

（王天琼）

63　5 年反复脑积水，谁是祸端

【案例经过】

患者，男，21 岁，因头晕摔倒、走路不稳入院诊断为脑积水，行右枕部脑室分流术（可调压分流管），术后恢复，3 年后再次出现走路不稳，入院行分流管腹腔端再通术，术后恢复可。5 月后突然再次出现走路不稳，再次行左额部脑室腹腔分流术（不可调压分流管），术后恢复可。次年再次出现走路不稳，伴有腹痛，到上级医院诊断腹腔端多发包囊积液，行腹

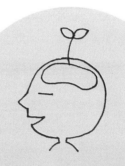

脑积水，5 年曲折究竟为何？
勤沟通，多次复查终知元凶！

腔穿刺积液缓解后，行腹腔端再通术，术后恢复可，3 天后再次出现走路不稳，进行性加重，不能行走，伴有尿频，精神异常表现，再次到医院检查，行头颅 CT 检查提示脑积水，腹腔彩超检查示腹腔多发性包囊性积液，为进一步明确病因，入住神经外科。既往史：5 岁时病毒性脑炎住院治疗。否认其他疾病。

入院检查影像学资料提示脑积水、腹腔多发性积液；检验指标肝肾功能、血糖、C 反应蛋白、电解质、血常规、尿常规及大便常规均正常，TP、HIV、HBsAg 均阴性。脑脊液检查：第一次 TP↑，Cl⁻↓，Glu↓，WBC 201×10⁶/L↑，手工分类 NE 51%，LY 38%，MO 8%；脑脊液免疫病毒学、革兰氏染色、墨汁染色均未发现异常，结合以上结果提示细菌学感染，给予抗感染治疗。5 天后腰穿采集脑脊液，WBC 86×10⁶/L，较第一次明显下降，生化检查无异常，次日脑脊液检查结果均正常。6 天后患者病情加重，并发脑梗死，腰穿脑脊液细胞学提示 WBC 217×10⁶/L↑，RBC 250×10⁹/L↑，明显升高，经瑞氏 - 吉姆萨染色发现体积大小不等，着色不均呈成簇排列的疑似隐球菌物质（图 63-1），马上和临床沟通，建议再次抽取脑脊液进行墨汁染色（图 63-2）和隐球菌荚膜抗原检测，同时送脑脊液隐球菌培养，排除新型隐球菌感染。第 8 天再次腰穿采集脑脊液，瑞氏 - 吉姆萨染色发现疑似隐球菌状物质；墨汁染色确认发现新型隐球菌，荚膜抗原阳性，几天后脑脊液培养隐球菌阳性，随后给予两性霉素 B 治疗 50 天痊愈后出院，以后每 3 个月进行一次头颅 CT 加脑脊液细胞学及墨汁染色，1 年后，困扰患者 5 年的脑积水现象彻底消除。

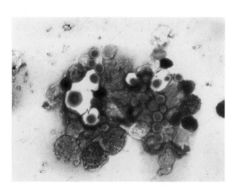

图 63-1　隐球菌（瑞氏 - 吉姆萨染色，
1000×）

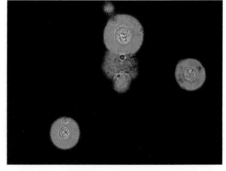

图 63-2　隐球菌（墨汁染色，400×）

患者从 16 岁起开始出现脑积水，不能正常学习与生活，5 年来反复就诊于多家医院，治疗手段均为脑室分流术和再通术，但是一直不能定性是什么原因引起的脑积水，给孩子造成了严重的心理阴影，生命质量也不高。为什么会造成这种情况的发生，值得深思。

作为临床医生对脑积水的诊断可以借助影像学手段确诊，是什么原因造成这种情况，必须定性，才能针对性治疗，彻底解除患者痛苦。

常见的有以下几种原因：①先天畸形：如中脑导水管狭窄，隔膜形成或闭锁，室间孔闭锁畸形（第四脑室正中孔或侧空闭锁），脑血管畸形，脊柱裂，小脑扁桃体下疝等。此患者情况不符，如果是先天畸形可能很小的时候就出现积水了。②感染：胎儿宫内感染如各种病毒，原虫和梅毒螺旋体感染性脑膜炎未能及早控制，增生的纤维组织阻塞了脑脊液的循环孔道，或胎儿颅内炎症也可使脑池，蛛网膜下腔和蛛网膜粒粘连闭塞。此种情况发病年龄也会很小，与病情不符。但是如果不是胎儿感染而是成长过程中的感染其出现脑积水是十分可能的，明确诊断并进行积极治疗，才可以很快改善症状。③出血：颅内出血后引起的纤维增生，产生颅内出血吸收不良等。此情况影像足以诊断，可以看到大片出血，与此例患者不符。④肿瘤：可阻塞脑脊液循环的任何一部分，较多见于第四脑室附近，或脉络丛乳头状瘤。这种病要反复做脑脊液细胞学积极寻找证据，但是如果是肿瘤，患者很难生存达 5 年之久，与病情也不相符。⑤其他：某些遗传性代谢病，围产期及新生儿窒息，严重的维生素 A 缺乏等。

如果我们排除以上因素就只能手术治疗吗？堵了通，通了堵，堵了换，换了堵，周而复始地进行下去，势必造成患者从精神、身心和经济上难以承受。

根据脑脊液白细胞的计数、分类可以明确脑积水与颅内感染有关，但是这时治疗是比较盲目的，还没有准确定性是哪种病原感染，如果积极和检验科沟通，让检验人员知道此患者的特殊性，大家一起出谋划策，继续进行其他检查，可能早就找到病原了。

近年来，自动化体液细胞分析仪在实验室已经普及，已成为各级医院进行脑脊液计数和分类的主要手段，由于脑脊液成分较为复杂性，特别是病理状态下产生的脑脊液，用仪器法替代手工法难以真实反映患者的病因。结合本例患者病因分析认为：新型隐球菌性脑膜炎多为机会感染，呈亚急性或慢性发病，不易与其他中枢神经系统感染区分。本菌直径可达 5 ~ 20μm，介于红细胞和白细胞之间，当含有感染新型隐球菌的脑脊液中标本采用仪器法进行细胞计数时，仪器会根据检测标本中颗粒体积的大小划分成红细胞和白细胞两大类，势必造成红细胞和白细胞计数假性增高，如不采用手工镜检复核，会造成对该菌的漏诊。

临床医生对实验室检查的认识不足，认为一次检查如果没发现异常就可以排除，往往在检查中忽略了多次检查可提高检出率。本例脑积水是由于新型隐球菌在脑室增殖导致，我们穿刺部位为腰部，距离头部较远，如果脑脊液有循环不畅、标本中菌含量较低或收集方法学不当等，可能导致新型隐球菌难以被发现，如开展新型隐球菌荚膜抗原检查有助临床鉴别诊断。

实验室本该是配合临床围绕患者寻找病因的重要一环，但检验和临床间缺乏有效的沟通最终造成患者长达 5 年的脑积水。

【经典箴言】

体液细胞学上机检测存在缺陷，它只是进行简单的计数和分类，不能报告肿瘤细胞和细菌、真菌，对于一些特殊的标本一定要进行人工镜检甚至是染色后进行脑脊液细胞学检查。

【郑立恒博士点评】

本案例的教训无疑是深刻的，患者长达 5 年的就诊和治疗经历让人感到心痛。作为医者，注重病史没有错，但更应该注重循证医学、多学科联合诊疗，探究其发病的深层次原因；作为检验人员，应重视每一份标本，其背后均是一个鲜活的生命，认真对待每一份标本，发挥检验"侦察兵"的作用。随着检验技术的发展，各种检测仪器的使用为我们技术人员带来了不少方便，但同时也潜藏了不少隐患，应对其有个清醒的认识，并制定相应的复检规则，加强复检，减少和避免遗漏。再好的仪器也不能代替人工。

（李相磊）

【案例经过】

患者，男性，42岁，主诉：反复大便不成形4年，加重3个月。因大便溏稀不成形，夹杂少许黏液，约3~5次/d，偶有腹胀，无脓血黑便，无发热恶寒、腹痛等不适，发病以来精神纳眠可。舌质淡红，舌体居中，舌苔黄腻。3个月前自觉症状加重，今为求系统治疗收入院。

大便常规：大便呈褐色，糊状，潜血阳性，白细胞3~5/HP，红细胞0~1/HP，大便镜检查见夏科 - 莱登结晶（图64-1，图64-2）。

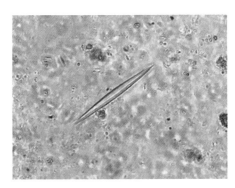
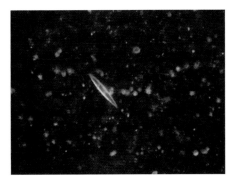

图64-1　夏科 - 莱登结晶（400×）　　图64-2　夏科 - 莱登结晶（相差显微镜像）

这么多夏科 - 莱登结晶，患者是不是感染了寄生虫（阿米巴原虫或钩虫）？多次涂片、阅片均没发现寄生虫。难道是大便采集时间过长？寄生虫受外界环境（温度等）的影响看不到活动，导致认不出来或误认为白细胞？于是和临床联系说明了我的疑惑以及可能的原因，建议再次及时送检新鲜大便，但是第二次也没有发现寄生虫。

【沟通体会】

夏科 - 莱登结晶是嗜酸性粒细胞裂解后嗜酸性颗粒相互融合，形成两端尖长，大小不等，无色或浅黄色透明的菱形或多面形折光强的蛋白质结晶，即夏科 - 莱登晶体。夏科 - 莱登结晶在阿米巴痢疾、过敏性肠炎及钩虫病患者粪便中常出现，同时还可见到嗜酸性粒细胞。

走进临床了解后发现，患者有 20 多年吸烟史，20～80 支 /d，偶有少量饮酒史。既往有"痔疮"病，未行系统治疗；4 年前无明显诱因出现大便不成形，无恶寒发热、腹痛腹胀，无里急后重、黏液脓血黑便等不适。就诊于外院，行"电子结肠镜"检查发现："结肠息肉"，当时未做特殊处理，此后未再诊治。患者平素喜食辛辣之品，其母亲患"直肠癌"，6 年前于外院行"直肠癌手术"，术后恢复可。否认其他家族遗传病及类似疾病，否认心脏病、高血压、糖尿病、结核、肝炎、伤寒病、中毒、外伤、输血、手术、药物过敏、食物过敏史。

其他检查。胃镜插镜至盲肠，见回盲瓣呈唇状，阑尾窝旁有 1 枚 0.5cm×0.5cm 大小息肉，肝区有 1 枚 0.5cm×0.5cm 大小息肉，用注射针黏膜下注射生理盐水，抬举良好，用电热活检钳灼除，上钛夹夹闭创面，创面无出血。标本回收送病理，直肠有 1 枚 0.3cm×0.3cm 大小息肉，用电热活检钳灼除，创面无出血。进一步做了结肠活检，灰白色小组织 2 粒，直径 0.1～0.2cm，病理诊断为"结肠"增生性息肉。

大便常规检查是一种常用的临床检查手段，包括理学检查、化学检查和有形成分分析等。肠炎时白细胞数量常常会有不同程度的增多。细菌性痢疾、阿米巴痢疾及过敏性肠炎、肠道寄生虫病时白细胞数量也会增加；下消化道出血、肠道炎症、结 / 直肠癌、结 / 直肠息肉、痔疮出血、细菌性痢疾和阿米巴痢疾等红细胞也会增加；夏科 - 莱登结晶在阿米巴痢疾、过敏性肠炎及钩虫病患者粪便中常出现，报告时需要想到这些相关联的疾病，最大程度地发现问题所在。必要时可结合胃镜、病理活检等检查综合判断。此病例出现夏科 - 莱登结晶可能就是过敏性肠炎引起的，而不是寄生虫感染。

【经典箴言】

夏科 - 莱登结晶的出现不能和寄生虫感染划等号。

【郑立恒博士点评】

在自动化仪器发展的背景下，人工镜检依然是检验医学中不可或缺的一部分，显微镜检查仍是一些疾病诊断的"金标准"，其作为一门古老的检验技术，不应丢弃，相反应大力提倡显微镜镜检技术的运用和镜下形态学识别能力培训，同时要理论联系实际，知其然知其所以然，注意形态学和疾病之间的联系，让更多的患者受益。

（曾强武　胡　茜）

65　肿瘤细胞也吹"泡泡"

【病历资料】

患者，女，64岁，因"头痛、胸痛"20余天，伴劳累、气促2天入院。20天前无明显诱因出现头痛、胸痛。头痛主要表现为双颞侧及额部阵发性胀痛；胸痛表现为阵发性胸部闷痛。伴全身酸痛，全身骨骼及关节疼痛；伴间断性咳嗽、咳痰，不易咳出。无发热、畏寒及寒战，无咯血及呼吸困难等表现，无心悸、腹痛。2天前因受凉后上述症状加重，今为进一步诊治就诊于门诊，行胸部X线，CT等相关检查后，门诊以"①肺部感染，大量胸腔积液；②胸痛原因，左肺癌？"收入神经科治疗。

体格检查：查体：T 36.0℃，P 64次/min，R 20次/min，BP 140/80mmHg，神志清楚，颈抵抗阴性，Kernig征及Brudzinski征阴性；扁桃体无肿大，全身浅表淋巴结未触及肿大，皮肤无水肿、皮疹及紫癜；颈软，双肺未闻及湿性啰音及哮鸣音。

其他检查：血清生化：TG 1.78mmol/L，TC 6.62 mmol/L，LDL 4.33 mmol/L，LDH 4 869.03U/L；凝血功能：Fbg 5.56mg/L，APTT 40.9s；ESR 80mm/h。

胸水常规：李凡他试验阳性、总细胞数2 400个/μl、白细胞数1 760个/μl。镜下做细胞计数时，可见体积巨大的异常细胞，有黏附聚集现象。于是将胸水离心，取沉淀物混匀制片做瑞氏-吉姆萨染色，可见大量个体大、核大畸形、核仁明显、胞浆内有大量气泡样物质的肿瘤细胞（图65-1～图65-3）。

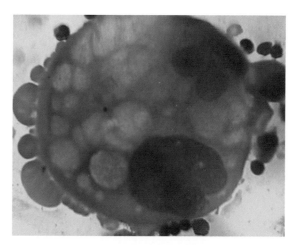

图65-1　胞浆内有大量气泡样物质（瑞氏-
吉姆萨染色，1000×）

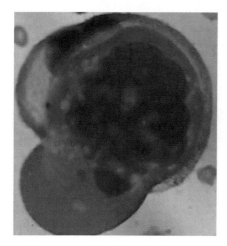

图65-2　个体大，核明显畸形（瑞
氏-吉姆萨染色，1000×）

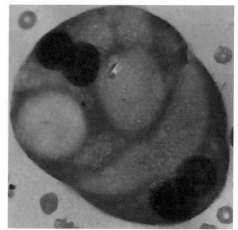

图65-3　个体大，核明显畸形，胞浆内有大
量气泡样物质（瑞氏-吉姆萨染色，1000×）

【沟通体会】

　　看到肿瘤细胞后，马上给医生打电话，问他们考虑什么病？回复说影像学显示左肺野大片状致密影充填，纵隔、气管右移；心影显示欠清；右膈面光滑，右侧肋膈角锐利，不能排除肿瘤。告诉临床计数胸水细胞时发现了异常细胞，染色后证实为肿瘤细胞，腺癌细胞可能性大，建议进一步病理检查。三天后病理报告查见腺癌细胞，从而肺腺癌诊断明确。

肿瘤细胞侵犯浆膜，以腺癌细胞居多，占 80% 以上。原发灶多为肺、卵巢，其次为贲门癌、胃体、直肠、乳腺、子宫内膜、宫颈（透明细胞癌）、胰腺和肝脏、甲状腺、肾脏（透明细胞癌）等。

本例胸水诊断为肺腺癌，其为肺癌的一种，属于非小细胞癌，与肺鳞癌有所不同。肺腺癌较容易发生于女性及不抽烟者，起源于支气管黏膜上皮，少数起源于大支气管的黏液腺。发病率比鳞癌和未分化癌低，多数腺癌起源于较小的支气管，为周围型肺癌。肺腺癌常用抗体：①甲状腺转录因子 1（TTF-1）表达于甲状腺滤泡上皮和肺泡上皮核中，大多数肺神经内分泌癌、肺腺癌、少部分肺大细胞未分化癌阳性，且特异性较高。②天冬氨酸蛋白酶（napsin-A）可表达于肺泡 II 型上皮和肺泡巨噬细胞的胞浆；肺腺癌中 napsin-A 是非常有价值的标记物，特异性更高，与 TTF-1 联合用于肺腺癌的诊断显示极高的价值。

【郑立恒博士点评】

几乎所有的检验科都做胸水常规，但是做胸水细胞学的不多，普遍不重视该标本形态学检查，以为这是病理科的事，其实如果做常规时发现有异常细胞及时做细胞学可以非常及时的发现癌细胞，这比病理的结果出来的要快得多，真正做到第一时间进行诊断。该病例作者非常认真负责，发现问题主动做染色镜检，并把结果和临床进行沟通，成功地诊断了肿瘤，希望检验科加强体液形态学人才的培养，为临床早期诊断做更多的工作。

（甘天文）

66 胸水中的"鱼鳞片"

【病历资料】

患者，女，70 岁，1 个月前受凉后出现咳嗽、咳痰，多呈阵发性串咳，咳少量黄色黏痰，痰不易咳出，咳嗽后稍感气促，伴声嘶，无咽痛，无畏寒、发热，门诊查胸部 CT 提示"肺炎"，口服抗菌药物不详、中药治疗效果差。无明显诱因发生呼吸困难，伴心悸、胸闷、咳嗽、咳痰，表情淡漠，伴肢体乏力，遂求救于 120 急救中心，急诊行气管插管呼吸机辅助通气，完善胸部 CT、血常规、电解质、凝血六项等相关检查后以"急性呼吸困难"收入 ICU 监护治疗。

体格检查：查体：T 36.6℃，R 22 次 /min，P 60 次 /min，BP 145/76mmHg，神清，口唇无发绀，双肺呼吸音粗，未闻及干湿性啰音，心率 60 次 /min，律齐，无杂音，腹部、神经系统查体无特殊。二次入院查体合作，急性病容，意识呈药物镇静状，平车送入病房，全身皮肤黏膜无黄染、苍白及出血点，全身浅表淋巴未扪及肿大。血常规正常，凝血功能：FIB 4.28 g/L、D-D 1.44 mg/L、FDP 5.61 mg/L，生化：TBIL 25.6μmol/L，DBIL 5.74μmol/L，UA 119.84μmol/L，LDH 480.22 U/L，CK 386.0 U/L，ALT 45.18 U/L，AST 63.42 U/L、CKMB 53.2 U/L2，UA 444.79μmol/L。

影像学检查：胸部 CT：左肺下叶及左肺门占位，对应引流支气管狭窄；双侧胸腔积液；考虑双肺炎症？少量心包积液；脊柱胸段轻度侧弯后突，胸 12 椎体压缩变扁；扫及甲状腺密度不均，肝脏小囊肿可能。

胸水常规：李凡他试验阳性，细胞满视野，镜下可见细胞团，有立体感，加做胸水脱落细胞学，瑞氏 - 吉姆萨染色（图 66-1），单个细胞体积较小，胞浆嗜碱呈蓝色或淡蓝色，浆界不清，成云雾状；细胞密度大，成团融合，边界不清；细胞核大小不一，形态不规则；染色质细腻如泥浆状；核仁清晰，多为一个。形态学印象及备注，不除外恶性肿瘤细胞，小细胞癌可能性大，请完善血清肿瘤标志物检测，气管镜取材病理检查等。

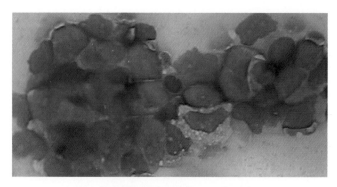

图 66-1　胸水脱落细胞学（瑞氏 - 吉姆萨染色，1000×）

肿瘤标志物：CEA 31.14 ng/ml、CA125 200.9 ng/ml。

支气管镜检查：声带正常，气管通畅，黏膜正常，软骨环清晰，隆嵴稍增宽，活动度可；右侧各级支气管开口及管腔通畅，黏膜增厚、不充血，散在碳末沉着，未见新生物；左主支气管开口处见新生物生长，累及隆嵴，不完全阻塞管腔，气管镜不能通过。

病理诊断：（左主支气管开口处）恶性肿瘤，倾向肺小细胞癌。

【沟通体会】

进行胸水细胞计数时，发现了成堆的细胞，由于细胞结合紧密，不易分开，给计数造成了困难。于是离心制片染色，发现细胞存在恶性特征，第一时间与临床取得联系。医生入院时的检查初步诊断并未考虑肿瘤，经提示后，对我们的工作给予肯定，同时进行了肿瘤相关的检查，诊断因此走上了正轨，并很快得以明确。

胸水细胞学检查时发现异常细胞，支气管或肺的良性肿瘤与肺癌相比较少见，近来报道的良性肿瘤以错构瘤和神经鞘瘤较常见，但是一般不脱落，只有在支气管镜刷片或针吸活检能够获得，我第一反应是该类细胞异型性强，鱼鳞片样、小梁状、脊椎骨样、栅栏样和玫瑰花团状生长，建议做支气管镜取材病理检查，最终病理确诊"肺小细胞癌"，肿瘤标志物也明显升高，多种检查均支持肿瘤的诊断。

小细胞癌是一种由小细胞组成的恶性上皮肿瘤，肿瘤细胞胞浆稀少，细胞边界不清，核染色质细颗粒状，无核仁或常不明显（此例部分细胞核仁较明显），细胞呈圆形、卵圆形或梭形，可见切迹；单个分布的肿瘤细胞与淋巴瘤细胞较难鉴别。此型肿瘤在肺癌组织学分类中是最为恶性的一种。通常生长在大支气管内，呈浸润性生长。可以在早期出现淋巴源性和血源性转移。根据细胞大小和状态，分为燕麦细胞型和中间细胞型。燕麦细胞型：表现为疏松成团，细胞之间的黏合力很低，常出现坏死背景，细胞与淋巴细胞大小相似，但核畸形明显，有的呈长条形，一端较细，一段较粗，形如燕麦。由于细胞退化，染色质常固核，像一墨水滴。在退化不明显的细胞中可以看到颗粒状染色质。中间细胞型：这类癌细胞体积常大于燕麦细胞型，细胞常呈多角形，大部分能看到核结构，胞浆稍丰富，往往呈大片脱落，松散排列。小细胞肿瘤除了肺小细胞癌和淋巴瘤外，还有神经内分泌癌、横纹肌肉瘤、Ewing's 肉瘤、视网膜母细胞瘤、神经母细胞瘤等。

患者由于胸水掩盖肺部，入院前的影像学检查未发现肿瘤病灶，只提示胸腔积液和心包积液，考虑炎症。入院后胸水常规检验时由于作者非常认真，在不染色的情况就发现了异常，主动涂片染色镜检证实了自己的诊断，考虑肿瘤，并及时联系医生告知结果，建议进一步检查，最终得以进一步确诊。体液细胞学优势是快速、简便，也是诊断的金标准。作者形态学功底深厚，责任心强，值得大家学习。

（甘天文）

67 尿沉渣中的轮虫来自哪里？

【案例经过】

患者，男性，91岁，40多年前因活动后感头晕入院就诊，测血压为150/90mmHg，因症状轻微，未服药，此后多次因劳累，情绪波动诱发头晕不适，监测血压波动较大，最高达180/106mmHg，先后服用复方罗布麻、吲达帕胺、缬沙坦控制血压，血压波动在124～160/72～100mmHg；多次住院治疗，9年前因血压波动在92～110/56～60mmHg，停用降压药；1天前无明显诱因出现头晕加重，无头痛，伴言语不利，右侧肢体无力，就诊于急诊科，为求系统治疗，以"眩晕"收入院。自发病以来无胸闷胸痛，无喘促气累。入院可见：头晕，双侧肢体无力，以右侧为甚，言语塞涩，口唇发绀，少气懒言，神疲倦怠，纳眠欠佳。舌黯淡，苔白腻，脉沉细。

尿常规：外观：淡黄色清亮；干化学：尿隐血+，尿蛋白+，尿pH 6.0，比重1.020，其余阴性；尿沉渣：红细胞29个/μl，白细胞9个/μl；镜检：发现轮虫（图67-1）。

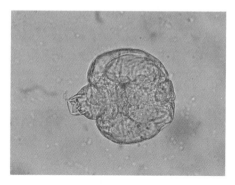

图 67-1 尿沉渣 轮虫（未染色，400×）

【沟通体会】

尿沉渣镜检发现轮虫后，与临床联系未果，后来直接去找到患者。由于年龄较大，听力不好，沟通较为吃力，但可以明确的是老人没有泌尿系感染症状。因其身边暂无家属陪同，好不容易问到了家属的电话，其女儿说出了真相，小便是用一个尿壶接的，然后再把小便倒入尿杯送检。听到此似乎找到了问题的关键所在。怀着一颗好奇之心，在卫生间找到了他们说的尿壶，里面还有一些残留液体。迅速找来一个干净的尿杯，把残液带回镜检。随着视野的移动，镜下见到了熟悉的身影——轮虫，且还有活的。轮虫是自然界淡水中比较常见的生物，也是用来评价自来水是否合格的生物检测指标。轮虫在尿中见到实属罕见，不太符合常理，但也有通过尿不湿感染新生儿泌尿系的报道。为了防止误诊，建议医生复查尿常规，并按要求规范采样，避免污染。后来复查的尿常规未见虫子，从而证实了第一次的尿液是被尿壶污染的。分析其污染源，最大的可能就是使用后的尿壶用自来水冲洗后平放于阴暗的卫生间，并未沥干，从而滋生了虫子，才有了这个故事的发生。

轮虫的主要生物学特性：轮虫是一种很小的多细胞动物，体长一般为 $100 \sim 500\mu m$，体形变化大，全身为一层乳白色或淡黄色的表皮所包裹。其主要特征为体前端具有纤毛的头冠；咽喉部有咀嚼囊，其内有咀嚼器；体腔两侧有一对原肾管，其末端有焰茎球。多数轮虫身体由头、躯干、足 3 个部分组成（有的无足）。

多数轮虫主要借头冠纤毛的转动作旋转或螺旋式运动，另一些有附肢的种类如三肢轮虫、多肢轮虫、巨腕轮虫等则借此作跳跃式运动，轮虫尾部的摆动有助于虫体的运动。当足腺分泌物黏着在基质上时，还会以此足作圆心转圈运动。三肢轮虫的后肢不能运动，但在运动中可起舵的作用。无论哪种运动方式，其速度一般小于 0.02cm/s，轮虫缓慢的运动正是其成为鱼苗开口饵料的有利条件。

轮虫广泛分布于各类淡水水体中（江河、湖泊、水库、池塘等），水的pH 是影响轮虫分布的重要因素。一般 pH > 7 的微碱性水域中轮虫的种类少但数量大，而酸性的环境下轮虫的种类少，数量也小。鱼池中常见种类为臂尾轮虫、晶囊轮虫、三肢轮虫等。

本例尿沉渣中发现轮虫，系病房中的尿壶长时间未使用，曾经使用过的尿壶中残留液体滋生了虫子所致。加上询问患者及其家属得知，患者并无泌尿系感染症状，因此排除了轮虫感染的可能。

这个案例非同寻常，尿液中竟然发现了轮虫，但是尿液白细胞不高，也没有尿路感染的症状，作者主动去临床和患者及家属进行了沟通，找到了症结所在，这和作者的基本功是分不开的，也体现了他有高度的责任感，是一个非常出色的检验"侦察兵"，值得我们学习。

（曾强武）

68 不可小视的无痛性肉眼血尿

【案例经过】

患者，女性，62 岁，因"反复无痛性肉眼血尿 1 个月余"收治于泌尿外科。入院情况：精神可，纳眠可，全程无痛性肉眼血尿，伴尿频，夜尿 3 ~ 4 次 / 夜，心慌，四肢软，乏力，气促劳累，活动后加剧，无尿急、尿痛，无畏寒发热，无腰痛，无腹痛腹胀，大便可。

辅助检查如下：血常规：WBC 4.03×10^9/L，RBC 3.94×10^{12}/L，Hb 116 g/L，PLT 216×10^9/L。肾功能：BUN 10.2mmol/L（2.5 ~ 7.1），CREA 164.4μmol/L（44.0 ~ 132.6），UA 645.4μmol/L（150.0 ~ 420.0），β_2-MG 4.66 mg/L（1.0 ~ 3.0）。尿常规：淡黄色清亮，干化学示尿隐血 +++，白细胞阴性，尿蛋白 + －；尿沉渣示红细胞 375 个 /μl，白细胞 75 个 /μl；镜检可见体积大的组织细胞，疑为癌细胞（图 68-1）。

尿沉渣瑞氏 - 吉姆萨染色，查见大量肿瘤细胞，其胞体大小不一、核大小不一、核不规则、畸形、核膜不规则；少许肿瘤细胞可见封入现象（图 68-2）；核染色质明显增粗，可见蓝染不规则核仁，数量较多；胞浆偏碱、浑厚蓝染（图 68-3）。马上和临床医生联系，告知发现尿液中有肿瘤细胞，建议

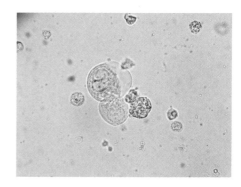

图 68-1 异常细胞（未染色）

完善 B 超、病理和肿瘤标志物检查，结果病理证实确实为膀胱癌。

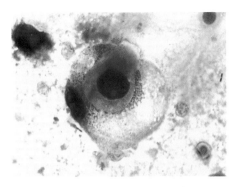

图 68-2　肿瘤细胞封入现象

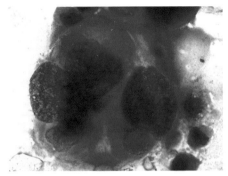

图 68-3　肿瘤细胞

体积大、核多畸形、浆蓝染

【沟通体会】

　　临床上血尿的原因很多，常可见于泌尿系结石、结核、外伤及肿瘤等疾病。而膀胱肿瘤多发生于男性，男∶女约 3∶1，膀胱癌与吸烟密切相关。约 95% 起源于上皮组织，称为尿路上皮肿瘤或移行上皮肿瘤，为鳞状细胞癌、腺癌、间叶肿瘤。尿路上皮肿瘤分为低级别尿路上皮癌和高级别尿路上皮癌。尿细胞学检测的敏感性和肿瘤细胞的分级密切相关，与肿瘤的级别呈显著正相关，有研究结果表明肿瘤分化程度越低，其尿细胞学阳性率越高。

　　膀胱癌诊断的金标准为膀胱镜活检，但为一种有创性检查，而尿脱落细胞学检查无创、并且可以多次进行，已经成为膀胱癌诊断的常用方法。值得注意的是晨起第一次尿液中的脱落细胞容易受尿液理化性质的影响，因此，标本的采集多采用晨起第二次新鲜尿液（全部收集）。

　　低级别尿路上皮癌的细胞病理学特点：细胞大小较一致，核偏位，胞浆均质状、较少出现胞质空泡，核增大、核质比轻到中度增大，核膜不规则有切迹，核染色质细颗粒状，核仁小或无。细胞形态学诊断低级别尿路上皮癌特异性及敏感性并不高，异型形态常不显著，形态与正常细胞相似，很难与良性肿瘤或反应性改变相区别。细胞学检查时，将低级别尿路上皮癌与良性、反应性改变相鉴别的依据是找到明显恶性特征的单个尿路上皮细胞，且符合临床。

高级别尿路上皮癌的细胞病理学特点：细胞大小不一，具有显著的恶性特征：高核质比、核膜增厚且不规则、核染色质增粗、常有不规则大核仁、可见核分裂象，背景中常有大量红细胞和坏死的细胞碎屑。

随着科技的发展，尿常规检验发生了翻天覆地的变化。由全手工发展到纯机械化，显微镜镜检很多单位不再重视。本例尿沉渣镜检发现了疑似肿瘤细胞，又进行染色后油镜观察确定确实是肿瘤细胞，突显了尿沉渣细胞学的魅力！这时马上和临床沟通，建议临床进行其他检查，在膀胱里发现了肿物并行病理活检，确诊为膀胱上皮细胞癌，给患者的无痛性血尿交了一份满意的答卷，同时也印证了我们检验结果的准确性，彰显了学科之间沟通的重要性。

【经典箴言】

年龄较大患者如果出现无痛性血尿，首选应用尿沉渣染色镜检技术排除恶性肿瘤。

【郑立恒博士点评】

在自动化检测的时代，高科技基本上代替了人工，随着标本量的增多，技术人员数量与日益增长的标本量存在着严重的不平衡，重仪器轻镜检很普遍，漏检情况不少。本案例作者在血尿标本沉渣不染色的情况下就高度怀疑是肿瘤细胞，可见其基本功相当强，实属不易，给同道树立了榜样，接着他又做了尿沉渣细胞涂片，采用瑞氏 - 吉姆萨染色油镜镜检，细胞颜色丰富，对异常细胞的鉴别非常直观，值得临床推广使用。

（曾强武　李洪文）

69 罕见黏液乳头型室管膜瘤

【案例经过】

患者，男，1岁，无明确诱因出现双下肢无力5天入院，不伴发热，无明显下肢触痛，无关节肿痛，无呕吐腹泻，无抽搐及意识障碍，无发绀及面色苍白，无气短。未予特殊治疗，患儿由步态蹒跚进展为不能行走，为进一步诊治"以双下肢无力"收入院。

查体：T 36.4℃，P 126次/min，R 30次/min，SPO₂ 98%。神志清楚，反应灵敏，精神一般。无皮疹。眼球活动自如，无口斜眼歪，双侧扁桃体未见肿大。双上肢肌张力正常；双下肢肌力约为Ⅱ级，肌张力减低；双侧膝腱反射明显减弱；双侧 Babinski 征对称阳性；双侧 Kernig 征阴性。辅助检查：血常规正常，尿常规正常，便常规正常，降钙素原正常，生化：LDH 830 U/L（300~620），其他结果正常，结核抗体阴性，微量元素正常。

影像学检查：头颅 CT 未见明显异常，胸片双肺纹理增多。查肝胆、双肾、肾上腺彩超未见异常，入院后拟行头颅及脊髓磁共振检查，因患儿不配合多次尝试未成功。

脑脊液常规：黄色透明，细胞总数 3 000×10⁶/L，白细胞计数 741×10⁶/L，单个核细胞 96%，多个核细胞 4%；脑脊液细胞学：发现染色质细致的异常细胞，该类细胞体积巨大，大小不均，可见单个散在或成团分布，成团异常细胞相互融合在一起，细胞核不规则，部分有退化变性迹象，少许胞浆中可见黏液空泡。脑脊液细胞形态如图 69-1 和图 69-2 所示。

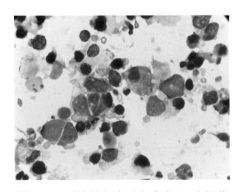 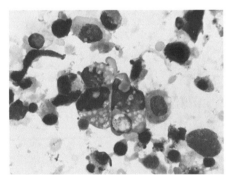

图 69-1 脑脊液细胞形态（瑞氏-吉姆萨染色，1000×）　　图 69-2 脑脊液细胞形态（瑞氏-吉姆萨染色，1000×）

脑脊液生化：LDH 5 295 U/L（0~40），ADA 39.1 U/L（0~8），蛋白质 > 3g/L（0.20~0.45），GLU < 1.11 mmol/L（1.90~4.70），CL 105.0 mmol/L（111.0~123.0），乳酸 9.30 mmol/L（0.70~2.30）。

脑脊液细胞学检查时发现异常细胞，一看就是恶性的，患儿会是什么状况？迅速拿起电话与临床沟通。患儿双下肢对称性迟缓性瘫痪，膝腱反射明显减弱，伴有双足水肿，头颅 CT 未见明显异常，临床倾向于吉兰 - 巴雷综合征。但是脑脊液并未出现蛋白质与细胞分离的现象，不支持上述诊断，这次发现异常细胞，恶性肿瘤颅内转移可能性大。建议进一步检查。加做腰椎、骶椎、头颅磁共振平扫（增强）结果示：椎管内硬膜下占位性病变，考虑恶性肿瘤。盆腔积液，脑底池多发结节，考虑转移可能性大。四脑室扩张，信号不均匀，不排除占位。患儿转入首都某研究所行手术治疗，术后病理回报为"黏液乳头型室管膜瘤"。

2016 年，世界卫生组织中枢神经系统肿瘤分类将黏液型室管膜瘤定义为一种几乎毫无例外发生于圆锥、马尾和终丝的胶质瘤，是一种生长缓慢的室管膜瘤变异型，占室管膜瘤的 9%～13%，好发于青年，预后良好，临床可复发。组织学形态以肿瘤细胞被拉长、神经胶质突起呈放射状排列于血管、黏液和纤维血管轴心为特点。典型的病例表现为拉长的肿瘤细胞以乳头放射状排列于透明样变的血管间质轴心周围。亦可无或仅少量乳头状结构，而由片状排列的多角形或束状梭形细胞组成。光镜观察：瘤细胞呈立方形或长梭形，瘤细胞之间可见大小不一、富含黏液的空泡。肿瘤细胞大小、形状及染色质均匀一致，核分裂象偶见或无。免疫组织化学染色，肿瘤细胞胞质表达胶质纤维酸性蛋白（GFAP）、S-100 蛋白（S-100）和波形蛋白（Vim），既往认为肿瘤细胞不表达细胞角质蛋白（CK），而 2016 年世界卫生组织中枢神经系统肿瘤分类提出，广谱细胞角蛋白（AE1/AE3，CK-cocktail）阳性是黏液乳头型室管膜瘤的普遍特征。

【经典箴言】

颅内感染是神经内科的软肋，脑脊液细胞学对于疾病的定性发挥着重要作用。

【郑立恒博士点评】

本例患者年龄幼小，具有重大意义的影像学检查不能得到患者很好的配合，造成临床诊断迷失方向，定性困难，根据渐进性瘫痪的症状诊断为吉兰 - 巴雷综合征。所幸此病例作者细心、耐心，在脑脊液中及时发现了具有诊断意义的细胞，并积极和临床沟通，继续进行有针对性的检查，很快得以确诊，作者的精湛业务和高尚医德值得大家学习。

（李金刚）

70 火眼金睛——脑脊液常规发现隐球菌

【案例经过】

患者，男性，67岁，因"头痛1周，加重伴意识障碍8小时"入院。入院时情况：无明显诱因，1周前出现头痛不适，主要表现为持续性胀痛，伴搏动感，并感左侧口腔黏膜疼痛，无发热、恶心、呕吐，无肢体麻木、无力，无言语含混、胡言乱语、意识障碍等。就诊于当地县医院，检查发现左侧口腔有一疱疹，予输注"双黄连注射液"治疗后口腔疼痛缓解，疱疹消退，但头痛仍持续，性质基本同前。入院前8小时，无明显诱因患者意识模糊、胡言乱语，症状逐渐加重，急送当地县医院行头颅 MRI 检查，途中呕吐一次，为胃内容物，非喷射性，具体量不详，随后出现烦躁不安，以"意识障碍原因待查"收入急诊科。诊断：①颅内感染；②系统性红斑狼疮；③高血压病。检查：脑脊液常规：无色，微浑，无凝块，潘氏试验阳性，细胞总数 $80 \times 10^6/L$，有核细胞 $25 \times 10^6/L$，同时发现大量疑似新型隐球菌（图70-1，后确诊为隐球菌性脑膜炎。确诊后，给予两性霉素 B 脂质体、氟胞嘧啶治疗。同时脱水、抗感染、保肝、护胃、纠正电解质紊乱及对症等治疗。期间多次复查电解质低钾，并积极补钾。目前患者诉偶感头昏，未诉头痛，无恶心、呕吐。

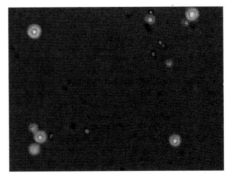

图 70-1　隐球菌（墨汁染色，400×）

【沟通体会】

脑脊液常规检查是临床常用的检查手段，也是我们发现问题的第一道关卡，需要我们对它有认识。此案例中我们发现"疑似新型隐球菌"后，第一时间电话告知管床医生，建议加做墨汁染色及细菌培养，医生非常支持。后续检验结果：墨汁染色阳性，真菌培养阳性，从而确诊隐球菌性脑膜炎。

脑脊液常规检查时间短，易于快速发现异常细胞。当发现自己不认识的成分时，要积极主动地向年长的前辈寻求帮助；再者，也可以与临床医生了解患者的情况，征求临床医生的意见，以便对患者的诊断达成共识，以利于患者的诊治。

新型隐球菌感染的脑脊液经墨汁染色，低倍镜下即可发现黑色背景中有圆形透光小点，中间有一细胞大小圆形物质，可转高倍镜仔细观察其结构。新型隐球菌有明显的荚膜，周围有较宽阔的折光，并有出芽的球形孢子，直径 5 ~ 20μm，菌体内有一个较大的或多个较小的反光颗粒。发现上述特征者，可报告"隐球菌属"，并进一步作真菌培养。此菌广泛分布于自然界，如水果、奶类和土壤等，为条件致病菌，当宿主免疫力低下时致病。鸽子和其他鸟类可为中间宿主，鸽子饲养者新型隐球菌感染发生率要比一般人群高出几倍。长期大量应用广谱抗生素、免疫抑制药、抗癌药物、接受器官移植术及白血病、AIDS、淋巴肉瘤、系统性红斑狼疮、结核病、糖尿病等患者是该菌的主要易感人群。

【经典箴言】

每个检验人都应该练就火眼金睛，脑脊液常规就能发现隐球菌。

（王天琼　曾强武）

71　脑先行型肺癌脑转移瘤误诊率高

【案例经过】

患者，女，38 岁，既往体健，无明显诱因出现间断性头痛，伴有恶心、呕吐胃内容物，间断性咳嗽，咳少量白色黏痰，为诊治来院。

查体 T：36.6℃，P：106 次 /min，R：20 次 /min，BP：100/75mmHg。神志清，精神差，左侧呼吸运动减弱，右侧呼吸运动正常，心律齐，未闻及心脏杂音及心包摩擦音。腹平软，无压痛未触及包块；双下肢无水肿。

实验室检查：肿瘤标记物：鳞状细胞癌抗原（SCC）：0.1 ng/ml（0～1.5），神经元特异性烯醇化酶（NSE）：16.14 ng/ml（0～16.3），血清胃泌素释放肽前体（PRO-GRP）：36.74 pg/ml（0～63），细胞角蛋白 19 片段（CYFRA-211）：4.06 ng/ml（0～2.08），癌胚抗原（CEA）：74.76 ng/ml（0～5），CA125：161.5 U/ml（0～35），人附睾蛋白 4（HE4）：1147 pmol/ml（0～140），AFP：1.64 ng/ml（0～13.6）。

脑脊液常规结果：外观：无色微混，潘氏蛋白反应：阴性，蛋白质0.29 g/L，GLU：3.32 mmol/L，CL：118 mmol/L，LAC：2.1 mmol/L，WBC：5×10^6/L，RBC：$1\,300 \times 10^6$/L。脑脊液细胞形态（图 71-1，图 71-2）所示：这类细胞胞体较大，异型性较高，胞核核仁可见，胞浆呈云雾状、腺腔样排列。

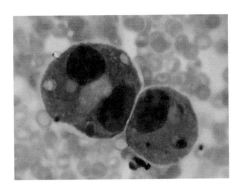 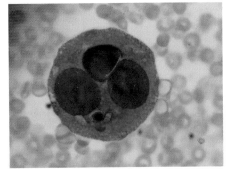

图 71-1　肿瘤细胞（瑞氏 - 吉姆萨染色，1000×）　　图 71-2　肿瘤细胞（瑞氏 - 吉姆萨染色，1000×）

【沟通体会】

患者脑脊液虽然白细胞数量不多，但此类细胞异型性强，遂迅速与临床沟通，建议临床做 CT、磁共振、病理等进一步检查。头颅磁共振结果回报提示脑内多发缺血灶，右侧上颌窦黏膜下囊肿。头颅磁共振未见颅内有明显占位及转移灶，CT 考虑左肺上叶恶性占位病变，肺间质改变，纤维支气管镜活检病理结果为肺腺癌。脑脊液病理回报：脑脊液涂片见个别异型细胞，怀疑肿瘤细胞。结合患者头痛、头晕、恶心等临床症状，考虑患者存在脑膜转移，予以鞘内注药治疗。

肺癌是最常见恶性肿瘤，常易发生远处转移，以颅内转移最常见，其中部分肺癌患者在肺部症状出现之前就出现颅内转移，首行以颅内症状就诊于非肿瘤专科，颅内转移灶先于肺原发灶被发现，称脑先行型肺癌脑转移。有学者统计脑转移瘤确诊先于肺癌约占 5%～10%，因其发生率高，首发症状表现以颅脑症状为主，肺部症状隐匿，在临床工作初诊中更易发生误诊或漏诊。

①血脑屏障是存在于血液和脑组织之间的一层保护性屏障系统，它允许脑组织所需要的营养物质通过，而一些异物和大分子物质不易通过，这就防止了血液中的有害物质侵入脑内造成脑损伤。因为肺脏是一个血运丰富的脏器，肺癌细胞或癌栓脱落进入血液循环系统，直接到达远处的器官，而脑部供血系统开口处于主动脉弓，癌细胞更容易进入脑循环系统，故肺癌远处转移进入脑组织的概率较其他器官明显增高。同时有研究表明肺癌细胞具有噬神经组织的特性，对中枢神经组织具有特别的亲和力。②肺癌脑转移可能与肺癌生理及生物学特性有关，其中以腺癌多见。原因可能是肺腺癌以周围型多见，癌细胞容易侵犯肺部小血管及毛细血管，通过血液循环发生远处转移，而鳞癌则以中央型多见，主要沿着局部支气管壁向腔内或腔外生长，直接浸润支气管周围组织，相对较少远处转移。由于鳞癌转移以直接扩散为主，小细胞癌转移很早可发生淋巴道和血行转移，而腺癌则多经血道转移，因此肺癌脑转移发生以腺癌、小细胞癌多见。

总之，脑先行型肺癌脑转移临床发病隐匿，以颅脑症状先发，而且本病例患者脑脊液白细胞计数不高，易出现误诊或漏诊，在平时工作中我们必须找出蛛丝马迹，给临床的诊治提供更多的帮助。

【经典箴言】

对于没有肢体的渐进性瘫痪，脑脊液出现细胞蛋白分离的脑膜刺激征患者，一定要警惕脑膜癌，千万不要误诊。

【郑立恒博士点评】

脑脊液细胞学检查在中枢神经系统疾病诊断中具有绝对优势，它是诊断脑膜癌的金标准，在日常的诊疗活动中，脑膜癌是误诊为结核性脑膜炎的重灾区，尤其是没有肿瘤病史以脑膜刺激征起病的脑膜癌患者，此病例作者认真负责，发现蛛丝马迹后主动与临床沟通，提出专业建议的职业态度值得我们学习。

（李金刚）

72 尿沉渣镜检发现"大细胞"

【案例经过】

患者，男性，86 岁，3 个月前无诱因出现纳差，吞咽不畅，胸闷等不适，无腹痛、发热、恶心、呕吐、疼痛等不适，进食较黏稠流质食物后即出现吞咽不畅症状，胸闷多见于活动后，卧位症状较前好转，自述平素尿频、尿急，尿液呈咖啡色改变。2018 年 9 月 1 日为行进一步治疗，门诊以"食管肿物？"收入院。查体：神志清，精神可，心律齐，双肺呼吸音清，全腹软，无压跳、反跳痛。腹部淋巴结、颈部、锁骨上淋巴结、浅表淋巴结均未触及，肝脏、脾脏肋下未触及，双下肢无水肿。患者入院后，执行相关检查，下腹部 CT 示患者由于 4 年前车祸，因置换右侧股骨头伪影较大，膀胱观察受限，建议进一步检查，患者因自述不能憋尿，肾、输尿管及膀胱超声检查未能执行。尿常规示干化学示 pH 7.0，PRO +++，WBC +，BLD +++；尿沉渣示：RBC 13 166/µl，WBC 94/µl。患者血清标志物结果：AFP 1.8 U/ml（0.0~8.0），CEA 3.02 ng/ml（0.0~5.0），CA199 10.58 U/ml（0.0~30.0），PSA 2.30 ng/ml（0.0~4.0），CA724 1.2 U/ml（0.0~6.09）。

初步诊断：①原因待查？②食管肿物？③肺气肿。患者血尿原因待查，究竟是何原因？由于患者标本为血尿，遂对标本进行湿片镜检，发现镜下除红细胞及白细胞外，还有一类细胞，胞体较大。尿液沉渣标本进行瑞氏-吉姆萨快速染色，镜下在"海岸线"区域发现该类细胞异型性明显，核略大，畸形，核染色质增粗，分布不均，核浆比例失调，考虑肿瘤细胞（图 72-1）。

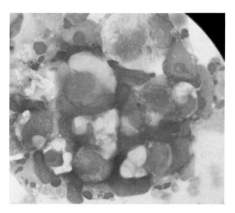

图 72-1　尿液沉渣中的肿瘤细胞（瑞氏 - 吉姆萨染色，1000×）

【沟通体会】

尿液标本作为患者排泄的体液，同样蕴含着有用的诊断信息。但是，因为尿液细胞极易受到尿液酸碱度及渗透压等等因素的影响，细胞形态可能存在肿胀及退化变性，给诊断带来困难。为增加判断的砝码，决定给患者先加做一些检查，如尿液 FDP（纤维蛋白原降解产物）、FN（纤维连接蛋白）及 Cyfra21-1（细胞角化蛋白 19），结果均显著增高，矛头直指肿瘤，吃了"定心丸"后，拿起电话与临床沟通，了解患者相关病史后并建议行膀胱镜检查。主治医生对于检验科的提示仍半信半疑，值得庆幸的是，医生最终开了膀胱镜检查的医嘱。次日，行膀胱镜检查，发现膀胱壁多发菜花样肿物，遂取活检送至病理科。三日后病理结果回示：膀胱移行细胞癌。

膀胱癌占我国泌尿生殖系统肿瘤发病率第一位，而大约有 90% 以上的膀胱癌最初的临床症状为血尿，通常表现为无痛性、间歇性、肉眼全程血尿，有时也可以为镜下血尿，血尿时间不定，可以是某一次小便或者持续数日，可自行减轻或停止，有时患者服药后血尿自行停止，往往给患者治愈的错觉。目前，膀胱癌的主要诊断依据是膀胱镜检查及尿液脱落细胞学检查，而膀胱镜为有创性检查，因此尿液脱落细胞学检查可以作为一种筛查手段，虽然其灵敏度并不高，但尿液中肿瘤细胞的出现对于膀胱癌的诊断具有重要意义。

随着自动化检验技术的发展，形态学检验逐渐被临床医师及检验医生遗忘，脱落细胞学检验技术更甚之，但我们在工作中如能提升检验诊断的敏锐"嗅觉"，注重检验细节，在镜检过程中发现问题，持续保持与临床的沟通及案例跟踪，不但能为患者的精准诊断提供依据，更展现了检验技术的神奇魅力。

【彭新志主任医师点评】

　　膀胱癌是指发生在膀胱黏膜上的恶性肿瘤，在泌尿系统中最为常见，其发病率随年龄增长而增加，高发年龄为 50～70 岁。目前，膀胱癌的诊断主要手段是膀胱镜检查，尿液脱落细胞学检查可以弥补膀胱镜错过平坦性病变及上尿路病变的检查缺陷，二者联合检查可以起到互补作用，因此，尿液脱落细胞学检查可以作为一种初筛手段应用于临床，为膀胱癌患者精准诊断提供依据。

（李　帅）

73　外阴疼痛竟然是马尔尼菲惹的祸

【案例经过】

　　一天，一位 42 岁的女性患者来到体液窗口，她皮肤很黑，有点像色素沉着，消瘦，她特殊的容貌引起我的注意，对她的结果倍加关注。白带常规检查基本正常，但是粪便常规有白细胞 ++，外观稀粥样，血常规：WBC 5.7×10^9/L，RBC 3.88×10^{12}/L，Hb 83g/L，PLT 167×10^9/L，中度贫血，白细胞散点图不像正常血常规那么集中（图 73-1），淋巴细胞散点图下方也出现些散点。尽管没有触动到复检规则，我还是决定涂片看一看是否异常。

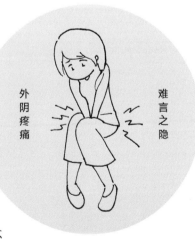

外阴疼痛

难言之隐

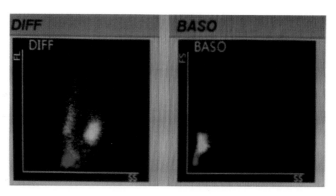

图 73-1　血常规散点图

　　镜下观，较容易看到中性杆状核粒细胞，没想到观察几个视野后，我看到了粒细胞内似有吞噬物。仔细观察被吞噬的东西类圆形，边缘欠清，里面好像有一个核或是两个核。感觉像真菌（图 73-2）。

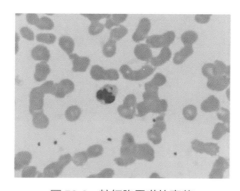

图 73-2　粒细胞吞噬的真菌

　　我立即跑出实验室，直奔妇科门诊而去。

　　按捺下焦急的心情等妇科医生看完正在就诊的患者，迫不及待了解这个患者的情况，我问："患者是否有发热？"医生说："已经发热 6 天了。她是外阴疼痛来看的，外阴皮肤有皮疹，皮疹中间好像有点溃疡。怎么啦？"我告诉她，患者外周血片见到疑似吞噬真菌，建议她查一下 HIV 抗体。医生有些疑惑，但最终还是听从了我的建议，我用胶体金法检测，测定区域很快就出现了阳性的两条红色的杠杠。我也在等待抗体结果的时候再看血片，找到了有特征的菌体中间横膈（图 73-3），这是马尔尼菲篮状菌的形态特点之一。

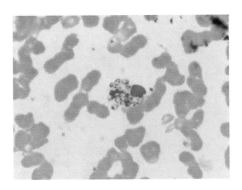

图 73-3　可见粒细胞吞噬菌体的中央横膈

　　我拿着检验结果再次来到妇科门诊告诉医生，众多艾滋病患者免疫力低下，容易感染各种机会性致病菌，这个患者的表现很可能是马尔尼菲篮状菌播散感染了，建议到感染疾病科住院治疗。患者出的皮疹，中央溃疡，也是马尔尼菲篮状菌感染的特征性皮疹。

　　"我正想收她住妇科，幸亏你来了，谢谢！"

　　患者当天就住到感染疾病科。送检的血培养标本在第二天就报了阳性，涂片见到分隔菌丝（图 73-4）。将血培养瓶置于 25℃培养的菌落产生红色色素，扩散入培养基中（图 73-5），亚甲蓝菌落染色可见分膈菌丝、帚枝样的大分生孢子（图 73-6）；在 37℃沙氏培养基上呈灰白色，表面光滑的菌落形态，培养基无颜色变化。三天后，外阴分泌物培养的结果也报了马尔尼菲篮状菌。

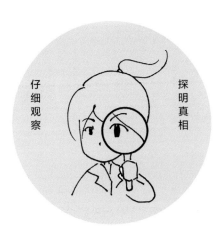

仔细观察　　探明真相

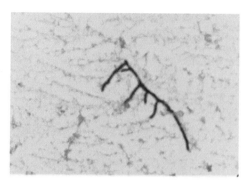

图 73-4 血培养涂片的菌丝形态

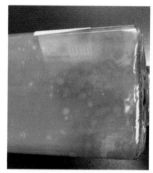

图 73-5 血培养瓶置于
25℃培养的菌落产生红色
色素，扩散入培养基中

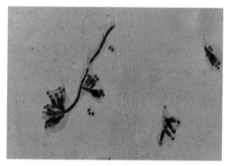

图 73-6 菌落亚甲蓝染色可见分隔菌丝、
帚枝样的大分生孢子

结合其他检查结果，患者最后诊断为获得性免疫缺陷综合征，马尔尼菲篮状菌，左下颈部及左前纵隔区淋巴瘤、肺部感染、肝功能损害，中度贫血，腹腔积液，双肾结石等。

【沟通体会】

艾滋病又称获得性免疫缺陷综合征（AIDS），是由人类免疫缺陷病毒（HIV）感染引起的传染性疾病，HIV 主要侵犯破坏 CD4$^+$ 的 T 淋巴细胞，使 CD4$^+$ 的 T 淋巴细胞绝对值不断减少，以致 CD4$^+$/CD8$^+$ 比例倒置。导致机体细胞免疫功能严重缺陷，最终并发各种机会性感染和肿瘤等而导致死亡。近年来，由于高效抗反转录病毒治疗的覆盖率增大，能够延长患者生存期，死于机会性感染的比例大大下降，但相关机会性感染仍是 HIV 主要的死亡原因。

免疫功能缺陷和 CD4$^+$ 的 T 淋巴细胞减少，使吞噬细胞活化功能下降，对胞内微生物的杀伤和某些单核细胞依赖的 T 细胞反应水平下降。吞噬了真菌的巨噬细胞无法活化杀菌，导致巨噬细胞大量增生，其中的真菌大量繁殖，含菌的巨噬细胞经淋巴和血液循环造成全身播散性感染。此时全身单核 - 吞噬细胞系统出现明显的巨噬细胞增生反应，表现为肝、脾、淋巴结肿大，器官组织内发生灶性坏死。

机会性感染是 AIDS 患者就诊和死亡的重要原因。因病情复杂，涉及多个系统，AIDS 患者到多个科室就诊，易发生误诊、漏诊现象。早期诊断对于及时治疗、减少院内传染具有重要意义。对病原菌的形态检验，原始标本的涂片镜检仍是早期感染诊断的主要手段。病原菌被吞噬或包裹，对鉴别病原菌和污染菌的判断有重要价值。

留意 AIDS 感染的四大症状：发热、腹泻、口腔霉菌及皮疹，可帮助早期识别患者。真菌感染是出现最早、发生率最高的感染。念珠菌感染是 HIV 感染者 /AIDS 患者最常见的真菌感染，几乎所有的患者都有。念珠菌感染通常标志着免疫缺陷开始出现临床症状，通常只累及黏膜表面，少有深部感染。马尔尼菲篮状菌属于地方性流行病，主要在我国南方和东南亚地区流行，是艾滋病患者常见的机会性感染之一。该菌为条件致病菌，在人体免疫力低下时，通过呼吸道进入体内引起肺部感染，然后经过血循环播散至皮肤、肝脾等器官。由于其诊断存在一定的困难，如不能及时诊断，常常延误患者的治疗，死亡率较高。

腹泻是 AIDS 患者非常常见的主诉。其主要特点是无痛性水样腹泻，持续时间长，经常反复。水样便多见于小肠性腹泻，涂片可找到鞭毛虫或隐孢子虫感染；黏液泡沫或脓血便多见在结肠性腹泻，如阿米巴、真菌感染等。急性感染性腹泻常由沙门菌、志贺菌等引起。粪检常见脓细胞，但病原体培养多阴性。

在日常工作中碰到比较特殊的结果要积极和临床沟通，不仅可以丰富各科室人员的知识体系，还可以顺利解决很多疑难问题，使得患者在最短的时间内得以确诊。

【郑立恒博士点评】

作者只是从血常规的散点图看到一点点异常就进行了涂片镜检，我觉得这是多数检验人做不到的，这种执着的精神值得每个医务人员学习，更神奇的是作者竟然从外周血中看到了吞噬了真菌的白细胞，十分罕见，他主动和临床医生沟通，提出了自己的见解，患者的诊断方向很快明确，非常典型的科室间有效沟通的案例，让人叹服！

（罗晓成）

74 胸水常规检出腺癌细胞

【案例经过】

患者，男，84岁，10余天前因受凉后出现咳嗽咳痰，伴活动后喘息、气促，咳嗽剧烈时胸部疼痛，就诊于某中医院，胸部CT提示：慢性支气管炎、肺气肿并感染，予"阿莫西林克拉维酸钾、盐酸左氧氟沙星"等治疗，症状缓解不明显。今为求系统治疗就诊入院，门诊以"风湿肺热"收入。发病以来体重下降约4kg。

体格检查：双肺叩诊过清音，右肺第11肋以下叩浊，左肺叩诊过清音，双肺呼吸音低，双下肺闻及湿性啰音。浅表淋巴结未触及肿大，肝脏肋下未扪及，脾脏未扪及。

其他检查如下：血常规：WBC 5.95×10^9/L，Hb 128 g/L，PLT 341×10^9/L，NE%64.30%。

肿瘤标志物：癌胚抗原（CEA）54.77 ng/ml，CA125 1 267.0 U/ml，CA724 > 300.0 U/ml；生化：总蛋白：61.27 g/L，白蛋白：36.02 g/L，其他无异常；影像学检查：胸部CT示肺气肿并肺部感染，右侧胸腔积液并右下肺膨胀不全。胸水常规：外观淡黄色兰透明，无凝块，蛋白 ±，总细胞数 $1 921 \times 10^6$/L，有核细胞数 $1 281 \times 10^6$/L，单个核细胞比例95%，多个核细胞比例5%。镜下见大量异常细胞呈单个或成团分布，胞质丰富，细胞核受挤压贴边，位于细胞一侧或多侧，细胞核有异型性。三维立体状的细胞团、巨大胞体、浑浊的细胞黏液、封入细胞、贴边的、异型性的核都是肿瘤细胞恶性特征的体现，综合分析考虑腺癌细胞（图74-1 ~ 图74-3）。

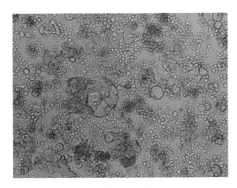

图 74-1　肿瘤细胞（未染色，200×）

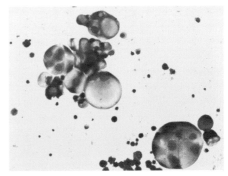

图 74-2　肿瘤细胞（200×）

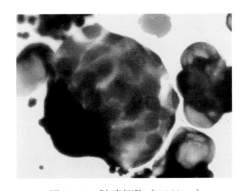

图 74-3　肿瘤细胞（1000×）

马上通知临床医生，建议做 B 超寻找原发灶，胸水送病理检查以及完善肿瘤标志物，结果 AFP 2.71 ng/ml（0.0～7.0），CEA 54.77 ng/ml（0.0～4.7），CA125 1 267.0U/ml（0.0～35.0），CA153 72.47U/ml（0.0～25.0），CA72-4 > 300.0 U/ml（0.0～6.09），CA199 < 0.6 U/ml（0.0～27.0）。

胸水细胞病理巴氏染色：查见癌细胞，倾向腺癌，具体类型及来源待细胞块免疫组化进一步报告。

胸水细胞块病理及免疫标记：胸水细胞块：腺癌，结合免疫标记支持肺来源。免疫标记：Calretinin（−）、MC（−）、CK7（＋）、CK20（−）、P63（−）、CgA（−）、Syn（−）、TTF-1（−）、CK5/6（−）、Ki-67（＋）阳性率约30%。

【沟通体会】

在胸水常规计数镜检时发现有的细胞聚集在一起并且有立体感，感觉不正常，所以马上加做染色后油镜镜检，可见胞浆内有很多空泡，核畸形明显，考虑腺癌细胞。查阅患者的病历发现，影像学检查因胸水原因，并没有发现明确的病灶，一直未确诊。这是通知临床后又做了胸水病理学及胸水细胞块均提示查见癌细胞，细胞块免疫组化是腺癌，从而明确了诊断。此例胸水中肿瘤细胞的发现，无疑是帮了临床一把。

胸水常规检验，我们除了做细胞计数和分类以外，一定要看仔细一点，如果发现立体感强聚集在一起的细胞要高度怀疑肿瘤细胞。主动加做离心涂片染色细胞学，它有几个优点：需要的标本量少，5ml 标本离心浓缩即可制片；异常细胞检出率高，不容易漏检；速度快，离心 - 制片 - 干燥 - 染色，一气呵成。缺点是检验技术人员对细胞形态要具备一定的识别和判断能力。

腺癌细胞主要来源于腺上皮或柱状上皮细胞，胞浆的异常改变主要表现在：有明显的内外浆、内浆有明显的空泡或内含物，分化较好的腺癌可以形成大小不一的腺体，并可分泌大量的黏液；核的异常主要是核出芽、核旁小体增多、核畸形、多核等染色质排列紊乱。根据腺癌细胞的大小，细胞内黏液的多少及癌细胞的排列形式，可分为分化好和分化差两型。患者胸水标本的细胞形态，胞体巨大，散在或成团分布，胞体呈圆形、卵圆形及不规则形，核大畸形，呈单个核及多核，核偏位，核染色质浓集、深浅不一，核仁大而深染，胞浆量丰富、嗜碱性，可见内外浆，浆内可见较多黏液，呈典型的囊性空泡样，着色不均，具备恶性肿瘤细胞的特点。

【经典箴言】

胸水常规不要只注重白细胞计数和分类，还要仔细识别大个的组织细胞的排列情况，如发现异常要主动加做细胞学排除肿瘤。

【郑立恒博士点评】

本例患者因胸腔积液掩盖病灶，影像学未能及时做出诊断，而胸水脱落细胞在第一时间就明确检出癌细胞，并最终为病理证实，显示了形态学在疾病诊断中的价值，进一步彰显了多学科联合诊疗诊断的重要性和必要性。另外，胸水常规检查现在多数单位已经上机检测，这样并不能发现里面的大个的聚集成团的可疑肿瘤细胞，传统计数池做法只在湿片中进行单个核和多个核的分类对于肿瘤诊断意义不大，一定要练就火眼金睛的能力，及时发现可疑细胞再加做染色细胞学检查进行及时诊断，以提高阳性检出率，避免遗漏。

（曾强武　李洪文）

75 尿干化学和沉渣阴性，镜检竟然有问题

【案例经过】

患者，男性，84岁，因发现肌酐升高2+年，咳嗽1+周入院。2+年前无诱因出现水肿，为颜面、双下肢轻度水肿，伴尿频、尿急及泡沫尿，自述尿量减少，无肉眼血尿，无恶心、呕吐，就诊于外院肾内科。查肾功能，血肌酐135.7μmol/L，尿酸509.7μmol/L，尿常规提示尿蛋白++++，明确诊断为"慢性肾衰竭"，予"护肾、排毒"等治疗后出院，未监测血肌酐变化。1+年前发现有前列腺增生，口服"非那雄胺"治疗，仍有尿频、尿急，无尿痛、血尿、脓尿及排尿困难。由于长期使用西药治疗，效果不明显，到中医专家门诊就诊，医生开了尿常规检查。

尿常规结果显示干化学项均正常；尿沉渣计数红细胞7个/μl，白细胞7个/μl，均在正常范围内。由于临床诊断处医生写了"慢性肾衰"字样，加做了手工蛋白（磺基水杨酸法），显示为弱阳性，于是用尿沉渣查找是否有管型。镜下细胞寥寥无几，管型未见；片中可见个别"吞噬样"细胞，体积较大，性质不明（图75-1）。于是把尿杯中剩余的尿液离心后制片染色，发现了肿瘤细胞（图75-2）。

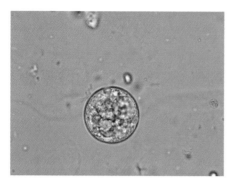

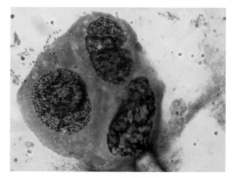

图 75-1 "吞噬样"细胞，体积较大，
        性质不明

图 75-2 肿瘤细胞

【沟通体会】

镜下见到什么就要报告什么，想到此，立即找到门诊医生，报告了自己的意外发现。医生听后，大吃一惊："怎么会呢？这个患者我看了好几次了，第一次的小便都还算不错，除了手工法蛋白定性阳性外，其他都没事，通知家属进一步检查"。医生拿着我出的报告，自言自语："肿瘤，如果真是肿瘤，应该会有肿块周围小血管或毛细胞血管破裂出血，尿中红细胞应该多才是呀，这是怎么回事呢？你先回吧，让他去做影像学和尿液细胞学检查，有结果了告诉你"。

一周过去了，没有任何消息。工作一忙，竟然忘了这事。突然一天，同事说有医生找我。医生笑盈盈地说，小伙子不错呀！你还记得吗？那个患者泌尿系统还真是有问题，你看这 CT。接过 CT 报告单，上面写着：考虑膀胱占位性病变，膀胱癌可能性大，建议膀胱镜检查。后来病理科的尿细胞学也找到了肿瘤细胞。

但是，故事并没有结束。由于患者行动不便，每周一次的尿常规检验都由其子女送来，每一次的结果都与第一次相差不大。渐渐的，他的家属来得少了，很长时间都见不着患者的名字，就这样一年多过去了。突然有一天，同事叫我看细胞，片子是染好的，觉得尿沉渣里的细胞有问题，看后果真是肿瘤细胞，且数量不少（图 75-3）。干化学隐血 ++，白细胞阴性。一看姓名，竟然是"他"，不仅欣喜，他还活着！

我们都明白，肿瘤细胞侵犯组织或者器官时，由于其生长较快，需要大量的营养支持，血供丰富，加上肿瘤细胞生长快速，体积在短时间内迅速增大，常常会伤及周围的毛细血管，引起破裂而出血。所以多数肿瘤细胞的体液标本中，可以查见大量红细胞。但此例患者是个例外，之前多次检查小便中的细胞都非常稀少或者无红细胞、白细胞，这极易导致漏检。

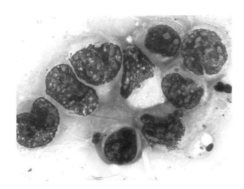

图 75-3　肿瘤细胞

【经典箴言】

对于特殊的尿标本，即使干化学和沉渣上机阴性也要注意涂片染色镜检。

（安仕刚　曾强武）

76　应重视尿沉渣中的"吞噬"细胞

【案例经过】

患者，女性，76岁，主诉：反复头晕 10 余年，气促 3 余年。因"感冒"上述症状加重，伴心慌胸闷，体力活动受限，静息下气促，活动后喘息、气促、气累加重，双下肢轻度凹陷水肿，腰膝酸软，视物昏花，耳鸣，头重脚轻，右上腹疼痛，精神萎软，纳差眠可，大便干，2～3 天解一次，小便

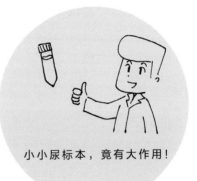

小小尿标本，竟有大作用！

频，既往有长时间血尿病史；舌暗红，边有瘀点，苔白燥，脉弦滑。为求中西医结合系统治疗就诊于入院。门诊测血压 150/101mmHg，以"眩晕"入院。

尿常规：外观呈淡黄色，清亮；干化学示：尿隐血 +++，白细胞 ±，pH 6.0；尿沉渣示：红细胞 391 个 /µl，白细胞 110 个 /µl；人工镜检：可见大量的复粒细胞（图 76-1）及"吞噬"细胞（图 76-2）。

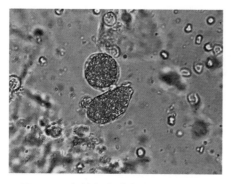 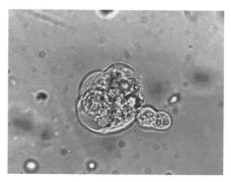

图 76-1　复粒细胞（未染色，400×）　　图 76-2　"吞噬"细胞（未染色，400×）

镜下可见大量复粒细胞。在某些慢性肾病中常可见到肾小管上皮细胞发生脂肪变性，胞质内充满脂肪颗粒，甚至将胞核遮盖，胞核圆形，核膜厚，核突出易见；胞质中可有小空泡、分布不规则、有时还可见数量不等的含铁血黄素颗粒或脂肪小滴，这种细胞称复粒细胞。正常尿液中的肾小管上皮细胞少见，如出现或增多可提示肾小管有病变，多见于急性肾小球肾炎，若成堆出现，常提示有肾小管坏死、肾盂肾炎、间质性肾炎和急性肾小管损伤。肾移植患者 1 周后，尿中可见较多的肾小管上皮细胞，随后逐渐减少，当发生排斥反应时，尿中可再度出现成片的肾小管上皮细胞。在肾病综合征和慢性肾炎肾病中，肾小管上皮细胞可发生脂肪变性，可见到复粒细胞。

【沟通体会】

尿沉渣镜检时见大量的"吞噬"细胞，尿液中出现吞噬细胞，其数量常与泌尿系炎症及其程度有密切关系。因其体积巨大，形态多样，核不规则，胞浆中可见空泡；于是进行瑞氏 - 吉姆萨染色，镜检后发现这类"吞噬"细胞竟然是肿瘤细胞（图 76-3）。

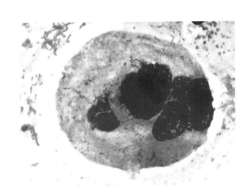

图 76-3　肿瘤细胞（瑞氏 - 吉姆萨染色，1000×）

与临床沟通发现，患者除了有高血压病及治疗病史以外，3 个月前入院 CT 提示左肾盂、输尿管上段及左肾上份占位性病变，考虑恶性肿瘤可能性大，但是一直没有找到证据。既往有肉眼血尿病史，近期未见肉眼血尿。否认糖尿病、肾病、结核、肝炎、伤寒及中毒病史等。到此，泌尿系肿瘤的诊断越发清晰。

其他检查：影像学检查提示左肾盂、输尿管上段扩张，其内充填密度增高影，左肾上腺见类圆形肿块，约 3.6 cm×3.2cm，密度不均，考虑恶性肿瘤可能性大，建议增强扫描进一步检查；肿瘤标志物示癌胚抗原（CEA）13.82 ng/ml（0 ~ 4.7）。

尿液中恶性肿瘤细胞的特点：胞体增大，胞浆量增多，可呈强嗜碱性，多数无颗粒，偶见空泡；细胞核增大，圆形或不规则形，大小不一，可见多核；核染色质变粗，聚集浓缩，呈颗粒状或网状，可见副染色质；核仁隐显不一，可见 1 个至数个蓝色的核仁；肿瘤细胞可见单个分布，也可以是多个或成堆聚集出现。

尿沉渣多为血性背景，无红细胞出现者，其干化学隐血为阳性；泌尿系肿瘤患者，可表现为间歇性泌尿系出血。

尿液常规检查是一种常用的临床检查手段，包括理学检查、化学检查和有形成分分析等。在尿沉渣细胞学检查的过程中，因晨尿中有着较多的细胞成分，有效检出异常细胞的概率明显增大。尿沉渣细胞学容易受酸碱度、渗透压以及在膀胱内停留时间长短的影响，报告时需慎重。可结合泌尿系影像学、超声及膀胱镜等检查综合判断。

【经典箴言】

尿沉渣染色油镜观察是发现泌尿系肿瘤的重要手段。

【郑立恒博士点评】

本案例先是发现复粒细胞，进而留意到所谓的"吞噬细胞"，但是在不染色的情况没法对细节进行观察，肿瘤细胞漏检是很正常的。因为作者用心，把尿沉渣进行瑞氏 - 吉姆萨染色后，油镜观察发现那些"吞噬细胞"是恶性肿瘤细胞，这是一般检验人员做不到的。至此故事并没有结束，作者进一步走进临床，深入了解患者的病情并追查泌尿系相关检查，这种刨根问底的精神值得所有检验人学习！尿液细胞学尽管受影响因素多，但是发现异常细胞对临床的提示价值很大！结合影像学等检查可明确诊断。此外，尿液标本具有取材方便、无痛苦、可重复取材，且经济实惠，患者容易接受等优点，在提高细胞形态识别能力的基础上，应大力推广。

（李　斓　曾强武）

77 尿液中的"宝贝"

【病历资料】

患者，男性，59岁，15天前无明显诱因出现全程洗肉水样血尿，伴有血凝块排出，无腐肉样组织，絮状物及乳糜尿，无尿频、尿急、尿痛及尿失禁，无畏寒，发热；无腹痛，腹胀。院外自行口服'阿莫西林颗粒'后无好转。为进一步诊治就诊，门诊行腹部 CT 及尿常规检查后，以'左侧肾癌'入院治疗。

体格检查：查体：T 36.4℃，P 80 次 /min，R 19 次 /min，BP 100/66mmHg，双肺呼吸音粗，双肺未闻及干湿性啰音；心率 75 次 /min，律齐，各瓣膜听诊区未闻及明显杂音。全腹软，腹部无反跳痛及肌紧张，墨菲氏征阴性，肠鸣音 4 次 /min。双侧输尿管压痛点无压痛，左侧肾区叩痛。尿道外口无红肿及渗出；血常规正常，肿瘤标志物正常，大便常规正常，生化常规：BUN 11.32μmol/L，Crea 162.2μmol/L，CYS-C 1.78 mg/L，UA 444.79μmol/L。

影像学检查：考虑左肾肿瘤性病变，左侧肾盂及输尿管受累，双侧髂骨多发结节状低密度影，转移待排；右肾结石；前列腺钙化；右侧髂骨转移性并可能。

尿常规：WBC（尿干）500（+++）、尿蛋白 1.0（++）、隐血 > 200（+++）、白细胞 8 421 个 /μl、红细胞 764 个 /μl。

尿液标本瑞氏 - 吉姆萨染色如图 77-1：

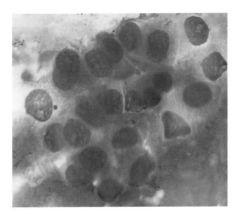

图 77-1　尿液（瑞氏 - 吉姆萨染色，1000×）

诊断：（左）肾癌。

【沟通体会】

尿液细胞学检查时发现异常细胞，笔者第一反应是该类细胞异型性强，肿瘤可能性大，患者会是什么状况呢？于是和临床沟通。患者有洗肉水样血尿伴有血凝块排出，行腹部 CT，临床倾向左肾肿瘤性病变可能性大，与看到的疑似肿瘤细胞相符，也等于给临床吃了定心丸。

肾癌是起源于肾实质泌尿小管上皮系统的恶性肿瘤，又名肾细胞癌、肾腺癌，简称为肾癌。包括起源于泌尿小管不同部位的各种肾细胞癌亚型，但不包括来源于肾间质的肿瘤和肾盂肿瘤。肾癌约占成人恶性肿瘤的

2%～3%，占成人肾脏恶性肿瘤的 80%～90%。男性多于女性，高发于50～70 岁。肾癌的病因可能与吸烟、遗传、肥胖及高血压等有关。肾癌分为 10 种类型：肾透明细胞癌、乳头状肾细胞癌（Ⅰ型和Ⅱ型）、肾嫌色细胞癌及未分类肾细胞癌、Xp11 易位性肾癌、Bellini 集合管癌、髓样癌、多房囊性肾细胞癌、神经母细胞瘤伴发的癌、黏液性管状及梭形细胞癌分型。肾透明细胞癌最常见，约占 90%。有遗传性肾癌家族史者、中年以上的吸烟、酗酒、患高血压的"胖"男人为多发人群。血尿、疼痛和肿块被称为肾癌的"三联征"，其实大多数患者就诊时三联征俱全者仅占 10%，很少有可能治愈。该病的诊断主要依靠影像学检查，确证需要病理学检查；相关的实验室检查有尿素氮、肌酐、肝功能、全血细胞计数、肿瘤标志物、血钙、血糖、碱性磷酸酶和乳酸脱氢酶。腹部 CT 扫描和增强扫描及胸部 CT 是术前进行临床分期的主要依据。

洗肉水样血尿伴有血凝块的排出以及肾功能的实验室检查可为临床的诊断提供很好的依据，引导检验人员更好地做好细胞形态学的检查，加上积极与临床及相关科室的沟通，以便为患者尽快捉到"元凶"。

【郑立恒博士点评】

检验科拿到标本一般都是先做，如果发现问题积极思考后才和临床进行有的放矢的沟通，其目的是进一步证实自己的推断是正确的，此案例就是这样一个成功的案例，先是发现尿液中有肿瘤细胞，后来和临床沟通知道临床通过影像学也考虑癌症，这样出的报告才心中有数，成就感和满足感会萦绕在作者的心头。作为临床的桥梁学科检验学，检验人员应耐心地积极与临床沟通，了解患者情况，争取及时发现问题，为临床提供有效依据，更好地为患者服务。

（甘天文）

粪便可以查到肿瘤细胞吗？

【案例经过】

患者于 2012 年 9 月于外院行"直肠癌根治术"，术后未行放化疗。2014 年 3 月因"降结肠癌"行"左半结肠切除术 + 横结肠造瘘术"，术后行卡培他滨单药化疗 7 个周期。2015 年因腹痛、腹胀再次入院，并在 2015 年 10 月 6 日发生消化道穿孔，临床行"肠粘连松解 + 肠穿孔修补 + 小肠部分切除、小肠造瘘 + 腹腔灌洗"，术后送检回盲部及小肠标本。

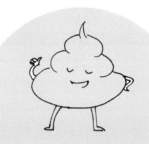

不要小看我，
粪便也是可以查肿瘤细胞的哦！

影像学检查：2016 年 1 月 14 日复查全腹部，CT 示：结肠癌术后，吻合口上方团块影，直肠周围结节较前增大、强化明显，转移可能。直肠周围结节影较前明显强化，占位不除外。系膜侧结节，考虑淋巴结转移。肝 S6/7 段转移瘤，较前增大。左肺上叶结节，考虑转移，右肺下叶炎症可能。胸部平扫（64 排）双肺多发结节，结合病史考虑转移。

实验室检查：WBC 5.06×10^9/L、RBC 3.81×10^{12}/L、PLT 171×10^9/L、Hb 119 g/L，尿蛋白 +，酮体 +，便隐血实验 弱阳性，总蛋白（TP）64.3 g/L，胱抑素 C（CYCS）1.59 mg/L，CEA 21.88 ng/ml，CA 125、CA 153、CA199、CA724 均正常。

临床送检粪便脱落细胞检查，第一次遇到，自己心里也琢磨，这可能找到癌细胞吗？粪便里面那么多细菌，脱落了还不是马上就分解掉了。看外观：黏液血样，小心取脓血边缘的部分涂片。瑞氏染色镜检竟然见到如图 78-1 细胞团。

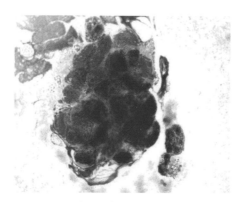

图 78-1 瑞氏 - 吉姆萨染色（1000×）

镜下偶见成团细胞，核浆比例明显增大、核染色质粗、核仁明显，细胞排列紊乱，细胞异型性明显，考虑非小细胞癌细胞，倾向腺癌细胞。后来又给病理科送检回盲部及小肠标本，报告为：见多处穿孔，盲肠穿孔处、小肠穿孔处、阑尾均可见转移性中分化腺癌，淋巴结未见转移癌。

【沟通体会】

医生打电话说想在粪便里找肿瘤细胞，问我可行吗？我之前没有遇到过，理论上应该可以找到，但考虑到粪便里复查的成分，还是显得底气不足，我说选择性状异常的部分立即送检，试着找找。标本送来了，和正常粪便外观明显不一样，黏液 - 血样，我挑选带血丝的部分拉片法制备了四张片子，发现了恶性肿瘤细胞团。马上通知临床，找到了肿瘤细胞，建议进一步做病理检查，最后病理也报的癌细胞。患者临床诊断：①直肠癌术后；②小肠大部切除＋结肠切除术后；③腹腔广泛种植转移脏器受累。

实践证明粪便也可以查到肿瘤细胞，因为消化道肿瘤时，粪便性状往往会发生改变，像本例为黏液样血便，这种性状的粪便标本，可能更容易发现脱落的肿瘤细胞。

【经典箴言】

粪便标本临床检出癌细胞概率相对体液标本较低，但如黏液样血便这种杂质成分较少的标本实践证明是可以检出的，临床高度疑似消化肿瘤的病例粪便查找癌细胞是可行的。

粪便脱落细胞检查临床很少遇到,由于粪便中有大量细菌和食物残渣的干扰,即使有肿瘤细胞也非常难找到,往往让人知难而退。作者提供了一个少见的阳性病例,提示我们:消化道肿瘤时,粪便性状往往发生改变,如为黏液样血便,取这样的标本尽快送检找肿瘤细胞,可能会有惊喜的发现。

(李洪文)

换种方法看血尿

【案例经过】

肾内科住院患者,男,74岁。尿潜血 +++。临床送检尿红细胞形态(尿红细胞位相)检查。低速离心标本、倾去上清液、混匀残留、取一滴尿液滴于洁净载玻片,在上面加等宽的盖玻片,滴油,镜检。镜下可见各型 G 型红细胞(图 79-1),异常形态红细胞 > 90%,明确提示肾性血尿。

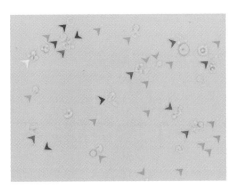

图 79-1 各类 G 型红细胞明显增多的肾小球性血尿(湿片,未染色 1000×,绿色背景)
注:所指为 G1 型畸形红细胞(G1 细胞为带一个以上芽孢的炸面包圈样红细胞,米老鼠样红细胞),所指为 G2 型畸形红细胞(G2 细胞为带一个以上芽孢的球形红细胞),为 G3 型畸形红细胞,(G3 细胞为表面凸凹不平的炸面包圈样红细胞),G4 细胞为酵母样红细胞,为 G5 型畸形红细胞(G5 细胞为明显缩小的红细胞)

本例中 G1～G5 型畸形红细胞 G（总）> 90%（达到肾小球性血尿的诊断标准之一 G（总）> 20%），且 G1 型红细胞 >20%（达到肾小球性血尿的诊断标准之一 G1 > 5%），尿液形态学诊断肾小球源性血尿（图 79-2）。

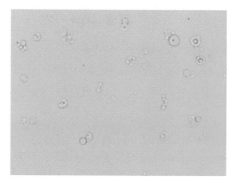

图 79-2　各类 G 型红细胞明显增多的肾小球性血尿

（湿片，未染色 1000×，蓝色背景）

【沟通体会】

血尿（红细胞 > 8 000 个 /ml 或 ≥ 3/HP）性质的判断标准：①非均一性血尿（肾小球性血尿）：尿畸形红细胞类型在 2 种以上，且占红细胞总数 > 70%；②混合型血尿：为上述两种血尿的混合，尿中畸形红细胞数 > 30%，但 < 70%，胞体大小差异明显，且有血红蛋白逸出；③均一性血尿（非肾小球性血尿）：尿中大部分为正常红细胞或异常细胞种类不超过 2 种，畸形细胞 < 30%。而肾性血尿诊断标准为：G1 > 5%，或 G（总）> 20%，诊断肾性血尿。

拨通管床医生电话"×医生，您早晨送检的××患者的尿红细胞位相检查，镜下畸形红细胞超过了 90%，形态学提示肾性血尿，患者临床符合吗，临床上怎么考虑？""这例患者尿潜血 +++，我们想明确下血尿的性质，是均一性、非均一性还是混合性血尿。患者有慢性肾炎病史，既然超过 90% 以上的畸形红细胞也基本除外了肾外因素导致血尿的可能。谢谢您的反馈。"

尿红细胞形态检查对血尿来源的判断具有重要意义，推荐使用相差显微镜，然而多数基层实验室一般只有明场显微镜。笔者在实际工作中采用在大盖玻片上加油，油镜镜检，比较 40 倍光镜，能够更清晰观察到细胞的细微损害，可以弥补非相差显微镜的缺陷，是值得推荐的方法。

【史敏主任检验师点评】

　　尿红细胞位相检查是检验科传统的形态学检查项目，国内外参考文献均推荐用相差显微镜观察，但多数实验室并不具备，本文作者另辟蹊径，通过湿片油镜的方法观察尿液红细胞形态，使细胞细微结构得以辨认，是值得推荐的好方法。

（李洪文）

80 见微知著——管型背后的故事

【案例经过】

　　夜班，凌晨 2 点，门铃脆响，翻身起床。送检来一管尿常规，妇产科病房的。看外观，微混。

　　上机检测，尿干化学示蛋白 ++++，潜血 +++，尿沉渣仪示病理管型 28.60/μl。习惯性离心标本，混匀取一滴镜检。镜下见大大小小、长短不一、形态多样的管型（图 80-1 ~ 图 80-3）。

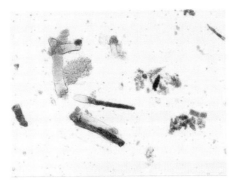

图 80-1　镜下各类管型异常增多（40×，未染色）

有颗粒管型、血液管型、蜡样管型、颗粒管型或血液管型向蜡样管型转化中的管型

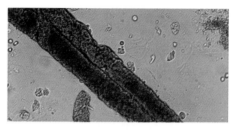

图 80-2　并行排列的 2 条呈褐色的血液管型（未染色，1000×）

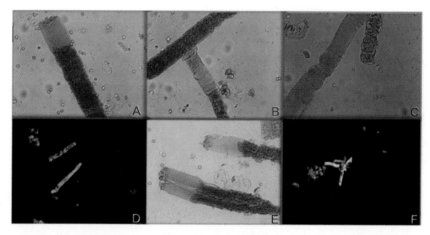

图 80-3　尿沉渣镜检

A 血液管型向蜡样管型转化，似透视的香烟，有烟嘴及烟身，形态奇异；B 示血液管型和转化中的蜡样管型，"T" 字型排列；C 蜡样管型和转化中的蜡样管型；D 暗背景下的管型；E 血液管型向蜡样管型转化现象；F 管型形成一幅 "中国武术" 的奇特图案

　　看到这么多数量和种类的病理管型，我瞬间睡意全无，在显微镜前看了很久，这些管型是什么原因引起？患者到底是什么病？查看了下患者的化验结果，尿蛋白 ++++、转氨酶、胆红素都偏高，血小板减少，D- 二聚体、纤维蛋白降解产物都增高。

　　这是一个 32 岁女性患者，主诉：停经 33 周 6 天，下肢水肿 20 余天，眼花 5 天伴胸闷气短、上腹不适 3 小时。现病史：患者平素月经规律，5/30d，量中等，痛经（－），末次月经：2017-12-28，预产期：2018-10-05，停经 30 余天自测尿 hCG（＋），诊为早孕，孕 50 余天出现恶心、食欲不振等早孕反应，症状持续至孕 12 周自行消失。孕 16 周余自觉胎动，渐活跃至今，否认孕期放射线及化学毒物接触史。孕期定期规律产检，三级筛查彩超未见明显异常，唐氏筛查低风险，空腹血糖：4.1mmol/L，患者 20 天前出现无明显诱因出现下肢水肿，未予重视，5 天前无明显诱因出现眼花伴有胸闷气短，未予重视，3 小时前无明显诱因出现上腹部疼痛不适，就诊入院，发现血压升高（209/110mmHg），急诊科以"子痫前期重度"收入院。患者有头晕、眼花，有胸闷、气促、心悸，无恶心，呕吐，精神、食欲好，大小便正常。

双下肢水肿，面色、口唇苍白，周身水肿，腹膨隆，下腹部可见手术切口，敷料包扎固定，全腹轻压痛，无反跳痛，无肌紧张，肝脾未触及，全腹叩诊鼓音，生理反射存在，病理反射未引出。

实验室检查，尿蛋白 ++++，潜血 +++，血小板 37×10^9/L，D- 二聚体 6.35μg/ml ↑，纤维蛋白降解产物 FDP 20.23μg/ml ↑，丙氨酸氨基转移酶（ALT）160 U/L ↑，天门冬氨酸转氨酶（AST）595 U/L ↑，总胆红素（TBIL）47.4μmol/L ↑，结合胆红素（DBIL）19.3 μmol/L ↑，非结合胆红素（IBIL）28.1μmol/L ↑，尿素（UREA）7.00 mmol/L，肌酐（Scr）116μmol/L，镁（Mg）> 2.57 mmol/L，乳酸脱氢酶（LDH）> 1 989 U/L。

【沟通体会】

早晨我打通医生办公室电话，"请帮我找下值班医生，我是检验科。""患者临床考虑什么疾病？我发现她的尿液沉渣里大量形态各异的病理管型，有血红蛋白管型、颗粒管型、蜡样管型等，看起来有肾脏损伤，而且血小板也很低，凝血功能、肝功能都有损害，像是一种多器官损害的综合征，想了解一下患者的情况。""哦，那例患者病情比较危急，根据实验室检查结果和临床特征目前考虑 HELLP 综合征，因为患者病情危急，准备转 ICU 病房，谢谢您的反馈。""哦，明白了，原来是 HELLP 综合征，谢谢。"

通过与临床医生沟通和查阅病历资料，原来管型背后隐藏着这么多故事，如果仅仅局限在管型这步，只见树木不见森林，是多么遗憾。为了彻底了解一下患者的情况、了解一下 HELLP 综合征，我查阅了患者的病历和相关文献。临床诊断：① HELLP 综合征（转氨酶异常、低血小板症、凝血异常）；② G4P2 孕 33 周 6 天，子痫前期重度；③急性肾功能不全；④心肌损伤电解质紊乱（高钾、高镁、高磷、低钠）。

HELLP 综合征（hemolysis elevated liver enzymes and low platelets syndrome）是以溶血、肝酶升高和血小板减少为临床表现的综合征，是妊娠期高血压疾病的严重并发症之一。

1982 年 Weinstein 取溶血（hemolysis）、肝酶升高（elevated liver enzymes）、血小板减少（low platelets）的英文字母命名这一疾病，称其为 HELLP 综合征。此疾病所致孕产妇病死率为 3.4% ~ 24.2%。在确诊妊娠期高血压疾病的基础上，HELLP 综合征诊断标准可分为完全性 HELLP 综合征与部分性 HELLP 综合征。采用美国 Tennessee 大学制定的实验室诊断标准。完全性 HELLP 综合征：①血小板（PLT）< 100×10^9/L；②天门冬氨酸转氨酶（AST）≥ 70 U/L；③乳酸脱氢酶（LDH）≥ 600 U/L。血管内溶血证据：网织红增高、外周血涂片可见红细胞碎片、盔形红细胞，血清总胆红素 ≥ 20.5μmol/L，以非结合胆红素增高为主（以上任何一次异常提示溶血）。部分性 HELLP 综合征的诊断：溶血、肝酶异常或血小板减少这三项指标中任一项或两项异常。

该病是进行性的，易并发急性肾损伤、弥散性血管内凝血（DIC）、胎盘早剥、肺水肿、严重腹水、肝被膜下血肿、视网膜剥离和慢性胎儿窘迫甚至突然胎死宫内等。对症治疗和及时终止妊娠，所有 HELLP 综合征的患者都应规范使用糖皮质激素，可增加血小板，改善肝功能，稳定转氨酶，降低 LDH，使患者尿量增加，从而改善 HELLP 患者的病情。

这例中形态奇异的尿液管型原来是由 HELLP 综合征引起的肾损伤导致。HELLP 是临床急重症，早期快速有效的治疗，会使患者转危为安。实验室检查在疾病诊断中起着非常重要的作用，如尿液蛋白、尿沉渣管型、肝酶、肾功能、血小板计数、网织红细胞比例、外周血红细胞形态等项目。本病如同血栓性血小板减少性紫癜（TTP）、急性早幼粒细胞白血病（APL）一样，应该引起检验人的足够重视。

后记：该患者由于诊治及时，母子平安，患者已经康复出院。

【赵运转副主任检验师点评】

检验工作在某种程度上是临床诊断的眼睛，实际工作中检验人员要善于观察、发现和思考，当遇到结果明显异常时要结合患者病史分析并积极与临床沟通，走进临床，这样不仅对临床有帮助对自己也是提高。本例中作者通过对管型原因的追踪，了解并深入学习了一个隐藏在背后的疾病，积累了经验，培养了临床诊断思维，值得同道借鉴和学习。

（李洪文）

81 管型疑云

【案例经过】

患者女，42 岁，农民，头晕、恶心、呕吐 2 天，意识不清 2 小时入院。患者于 2 天前无明显诱因出现头晕（无视物旋转）、恶心呕吐（呕吐物为胃内容物，4~9 次 / 天 d），就诊于当地诊所，给予感冒药治疗，症状不缓解。查体 体温 36.7℃，脉搏 70 次 /min，呼吸 17 次 /min，血压 120/80mmHg，左侧瞳孔对光反射较右侧弱，口唇略有发绀；双肺呼吸音粗；皮肤黏膜略黄染，结膜苍白；浅表淋巴结无肿大、肝大、脾未及肿大、无骨痛；巴氏征可疑阳性、双下肢肌力 5 级，双上肢肌力 1 级，意识不清。心脏 B 超提示：室间隔增厚，肥厚性心肌病？心包少量积液，肝大、双肾损害；颅脑 CT 显示：左侧基底节区低密度灶、性质待定，建议 MRI 进一步明确。

尿常规：尿蛋白 ++++，尿潜血 +++，尿沉渣：红细胞 178 个 /μl，颗粒管型 207/μl；生化：总胆红素（TBIL）24.9 μmol/L，非结合胆红素（IBIL）18.2μmol/L，胱抑素 C（CYCS）1.76 mg/L，尿素（UREA）29.12 mmol/L，肌酐（CREA）213μmol/L，乳酸脱氢酶（LDH）> 1 175 U/L，α- 羟丁酸脱氢酶（HBDH）> 1 114 U/L；凝血四项检查正常。

尿沉渣显微镜检查见颗粒管型满视野，为什么会出现这么多管型？管型和患者的疾病有什么关系？

【沟通体会】

这例患者临床也送了标本做外周血细胞形态检查，在血涂片上发现成熟红细胞明显异常，突出的特点是外周血盔型红细胞、半月型红细胞、红细胞碎片等异形红细胞异常增高，占 9%，其中以典型盔型红细胞最多见，高达 6%，正常外周血上述异型红细胞不超过 2%。当外周血盔型红细胞大于 2% 时，多提示微血管病性溶血性贫血，结合"Hb 86 g/L，网织红细胞比例增高，非结合胆红素（IBIL）增高"微血管病性溶血性贫血（MAHA）诊断成立；巴氏征可疑阳性、双上肢肌力 1 级、意识模糊、颅脑 CT 显示左侧基底节区低密度灶"证实脑损害；尿常规（蛋白尿、血尿）及尿沉渣（大量颗粒管型），胱抑素 C、尿素、肌酐的明显增高，B 超等证实肾损害；血小板减少（PLT 4×10^9/L），具备了血栓性血小板减少性紫癜（TTP）典型五联症征中的四项，且起病急骤、无基础疾病，虽因时间和条件原因未测定 ADAMTS13 活性，综合临床和辅助检查，TTP 诊断成立。立即拨通临床医生电话，"患者尿沉渣中见大量颗粒管型，外周血涂片可见高达 6% 的盔型红细胞，血小板明显减少，再加上神经系统症状，要首先考虑少见的血液急症——血栓性血小板减少性紫癜（TTP），临床医生说患者疾病进展迅速，脑损伤严重，高度考虑 TTP，马上联系上级医院行血浆置换。

血栓性血小板减少性紫癜（TTP）为一组微血管血栓出血综合征，是一种罕见的严重威胁生命的临床急症。TTP 诊断要点：①具备 TTP 临床表现，如微血管病性溶血性贫血、血小板减少、神经精神症状"三联征"，或合并有肾损害和发热的"五联征"。②典型的血细胞计数变化和血生化改变，贫血、血小板计数显著降低，尤其是外周血涂片中红细胞碎片明显增高，血清游离血红蛋白增高，血清乳酸脱氢酶明显升高，凝血功能检查基本正常。③血浆 ADAMTS13 活性显著降低，在特发性 TTP 患者中常检出 ADAMTS13 抑制物，部分患者此项检查正常。④排除溶血尿毒综合征（HUS）、弥散性血管内凝血（DIC）、HELLP 综合征、Evans 综合征等疾病。

本例最开始的异常发现是尿常规中大量的颗粒管型，后结合其他检查和临床特征，明确诊断 TTP。检验面对的不仅仅是一个标本，而是一种疾病，一个患者，不应只见树木不见森林，凡事多想一些，多做一些事，可能会有更多有价值的发现提供给临床。TTP 很少见，但是要对这种病详细了解，一旦遇到要尽快地诊疗，否则后果不堪设想。

【史敏主任检验师点评】

时间就是生命，抢救患者生命就是和时间赛跑，尤其对于像 TTP 这样的急症，作者最初发现的是尿液中不同寻常的大量颗粒管型，并结合血细胞形态和其他相关检查考虑到这一疾病，并第一时间和临床沟通，使得医生尽快联系上级医院抢救，虽然最终没能如愿，但是作者综合分析的能力和高度的责任感值得称赞。

（李洪文）

82　双剑合璧，完美验证

【案例经过】

夏天的一个下午，呼吸科医生打来电话说有位老爷子咯血，临床怀疑是肿瘤，家属不想做支气管镜检查，想让我从患者痰里看能否找到肿瘤细胞，属于哪一类型。查看了下患者的病史和影像学结果，患者，男，72岁，咯血，增强 CT 示右肺门区可见不规则致密影，边界欠清楚，病灶包绕右肺下叶背段动脉，致其狭窄，考虑中央型肺癌。

临床送来了痰液，可见血丝。在玻片上取血性痰少许，两张玻片对拉，干燥，瑞氏 - 吉姆萨染色（图 82-1，图 82-2）；相同方法对拉两张玻片，立即置 95% 乙醇中固定，巴氏染色（图 82-3，图 82-4）。

巴氏片上，典型的角化型鳞癌细胞的形态学特点，通知管床医生，查到了癌细胞，倾向角化型鳞癌。

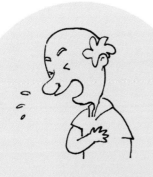

老人咯血，家属不做有创检查

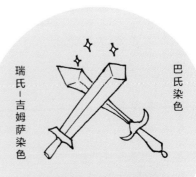

双剑合璧，完美验证肿瘤猜想

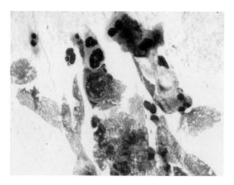

图 82-1 鳞癌细胞
（瑞氏 - 吉姆萨染色，1000×）

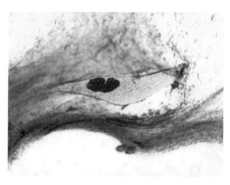

图 82-2 鳞癌细胞呈梭型，核深染，核边不整，胞浆在瑞氏 - 吉姆萨片上呈浅蓝、浅绿色，核深染，核边不整（瑞氏 - 吉姆萨染色，1000×）

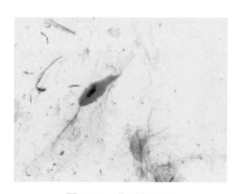

图 82-3 典型角化型
（巴氏染色，1000×）

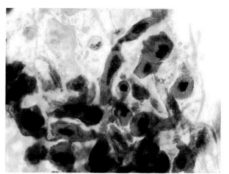

图 82-4 大量角化型鳞癌杂鳞癌细胞，胞浆橘黄色，厚感，核仁深染。乱排列，异型性明显（巴氏染色，1000×）

【沟通体会】

　　本例痰中两种方法均查到较典型的鳞癌细胞，特别是巴氏染色，诊断角化型鳞癌十分典型。我拨通了管床医生的电话说痰里查到了明确的肿瘤细胞，而且是角化型鳞癌细胞，医生说患者影像学提示中央型肺癌，而且有30多年的吸烟病史，临床上也很支持鳞癌的诊断。

　　痰液留取简便、无痛苦，对于疑似肿瘤的患者，特别是中央型占位，肿瘤细胞相对周围型肺癌较易咯出，痰液脱落细胞检查是非常有价值的，多数情况下可以做出小细胞癌和非小细胞癌的鉴别，甚至形态上就基本能明确区分出腺癌和鳞癌，而小细胞癌和非小细胞癌治疗上完全不同，特别是对于不能耐受其他有创检查的患者意义更大。

　　痰中查癌细胞是一种非损伤且有价值的肺癌检查方法，与其他部位的细胞学检查不同的是痰细胞学并不检查癌前病变，而主要为检出恶性肿瘤细胞或癌细胞，因为癌前病变的细胞不易脱落和随痰排出体外。鳞癌是一种源于支气管上皮细胞的恶性肿瘤，与吸烟密切相关。鳞癌主要形态学特征即墨汁样核、"鬼"细胞、坏死背景。为了提高检出率痰的取材必须合格、制片要非常细致。检验人员对瑞氏 - 吉姆萨染色很熟悉，对巴氏染色相对陌生，痰液中的鳞癌细胞的识别，巴氏染色相对有优势，要熟悉痰液各类肿瘤形态学特点和各种常见的染色方法，对于瑞氏 - 吉姆萨染色片上可疑的癌细胞，辅以巴氏染色，两者相互验证，更加客观、有力、准确。

【经典箴言】

　　实验室在痰液脱落细胞检查中，对瑞氏 - 吉姆萨片上疑有肿瘤细胞时，再加染巴氏染色，可以更进一步确认、鉴别和明确肿瘤细胞的类型，双剑合璧，可以完美验证。

【郑立恒博士点评】

　　痰查肿瘤细胞，相对浆膜腔积液查肿瘤细胞更具挑战性，痰里细胞和病原成分复杂，取材的质量控制不好把握，往往让检验者"望痰生畏"。本例中作者在两种染色中都找到典型的癌细胞，相互印证，诊断明确，作者的认真态度和探索精神值得借鉴学习。

（李洪文）

83　耄耋老人腹水查因

【案例经过】

　　患者，女，84岁，10余天前无明显诱因出现进食后腹胀、腹痛不适，伴反酸，伴黑便，伴嗳气，纳差，无恶心呕吐，无黄疸，就诊于当地医院补液对症治疗，门诊行补液对症治疗，未见好转，症状逐渐加重，当地医院行腹部彩超示：胃窦部胃部略增厚，请结合临床，腹腔、腹膜后多发淋巴结肿大，大量腹水。钾 3.1mmol/L，给予补钾对症治疗。今入院明确诊治，门诊以"腹水原因待查"收入。患者发病以来精神一般，睡眠一般，黑便，量少，小便正常，体重无明显变化。全身浅表淋巴结未及肿大。腹膨隆，无压痛，未触及包块，肝脾未及，叩诊鼓音，移动性浊音阴性，肠鸣音正常。

实验室检查：WBC 6.42×10^9/L，RBC 3.51×10^9/L，Hb 105 g/L，MCV 93.5 fl，PLT 306×10^9/L。CEA 0.30ng/ml，CA125 1 385U/ml，CA724 28.42U/ml。

腹部 CT：双侧卵巢外形增大，密度不均呈混杂密度影，实性部分明显强化，左右侧大小分别为 41mm×29 mm、48mm×42mm。周围可见结节影，系膜、网膜浑浊，可见结节、网格影，网膜呈饼状，腹膜可见结节状明显强化影。右下腹规则团块影，大小约 68mm×42mm，肝脏外形不大，其内多个类圆形低密度灶，最大约 22mm×20mm，未见强化。肝右叶可见两个明显强化结节，静脉期呈等密度。脾大小、密度正常。胃壁充盈差，胃壁观察欠满意。盆腹腔可见大量水样密度影。腹主动脉旁及贲门区可见多发肿大淋巴结。

【沟通体会】

临床医生联系我，说这例患者腹水原因不明，临床考虑在消化性溃疡、原发性恶性淋巴瘤、胃平滑肌肉瘤、胃癌、转移癌几类疾病中鉴别，看看腹水脱落细胞能不能明确。腹水送至实验室后，沉降、离心、制片、染色，镜下大量细胞，成团分布（图83-1，图83-2）。异常胞体大小不一，核大小不一，染色质粗糙或细致，有的核仁明显，多数胞浆丰富，可见异常核分裂象（图83-3），癌细胞核贴边（图83-4），可见明暗核（图83-5），显示典型的腺癌细胞形态特点。通知临床腺癌细胞明确，请结合临床和影像学资料进一步明确原发病灶。最后临床结合影像学、脱落细胞结果综合考虑卵巢癌，并腹腔、腹膜后转移，右侧心膈角转移。

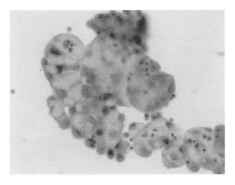

图 83-1　腺癌细胞团

（HE 染色，1000×）

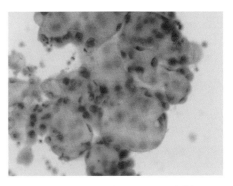

图 83-2　腺癌细胞团呈彩球样

（HE 染色，1000×）

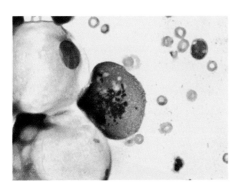

图 83-3　异常核分裂象

（瑞氏 - 吉姆萨染色，1000×）

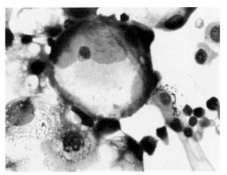

图 83-4　双核腺癌细胞

（瑞氏 - 吉姆萨染色，1000×）

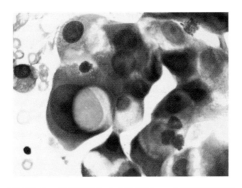

图 83-5　癌细胞大小显著不一，可见明暗核

浆膜腔脱落细胞检查含金量很高，在疾病诊断中意义重大。

【郑立恒博士点评】

胸腹水脱落细胞检查技术含量高，诊断风险大，只有经过长期的实践、总结、升华的锤炼过程、训练有素的检验师才能胜任这个工作，本案例作者功夫过硬，综合能力强，临床检验的有机结合非常完美，应用湿片HE 染色和干片瑞氏 - 吉姆萨染色两种方法均查到典型的肿瘤细胞，值得大家学习。

（李洪文）

84 黏液空泡定乾坤

【案例经过】

患者，男，80 岁，主因"咳嗽、咳痰伴活动后气短 10 余天，加重 2 天"入院。口唇发绀、呼吸音弱，双肺上叶可闻及喘鸣音，双下肢水肿。呼吸道肿瘤标志物：CEA：13.90 ng/ml；CA125：267.6 U/ml；NSE：45.61ng/ml；CYFRA21：4.02ng/ml。

胸腔彩超提示：双侧胸腔中大量积液左侧胸壁多发低回声结节。胸部CT 提示：①双肺多发结节。② T3 椎体病理性骨折。③双侧胸腔积液。④纵隔淋巴结肿大。

临床医生打电话说这是一个确诊肺腺癌手术一年后的患者，怀疑已经转移，重点查一下胸水有没有癌细胞。后送检血性胸水 500ml，离心后小心吸取白细胞层制片。由于肿瘤标志物明显增高和 CT 显示肺部多发结节，心想涂片上一定会是大量的肿瘤细胞，但是出乎意料的是有核细胞很少，只有很少成熟的小淋巴细胞，背景是大量的红细胞。2 张片子上没有可疑阳性的发现。我把剩下的胸水又制了 4 张片子，在其中一张涂片中可见一胞体巨大，含黏液空泡的细胞，胞核较小，核染色质较细致，这个细胞核异型性很小，很难和肿瘤细胞联系起来，但是丰富的分叶状黏液样空泡是诊断这类细胞恶性性质的主要依据。在另外的涂片中也零星可以见到类似形态的肿瘤细胞（图 84-1）。通知临床查到少量腺癌细胞，建议病理细胞块进一步明确诊断。医生说临床、影像、肿瘤标志物均提示恶性肿瘤转移，既然您看到了就可以定转移了，我再让病理看看。

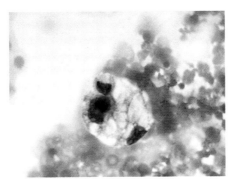

图 84-1　多核癌细胞，胞浆丰富，含大小不等的黏液性空泡

（瑞氏 - 吉姆萨染色，1000×）

【沟通体会】

肺腺癌手术后转移并不少见，但是这样的患者从其胸水中找到脱落细胞的情况是千差万别的，按常规制两张片子有时候就没有阳性发现，所以临床和检验积极沟通，引起检验科对某些标本的重视，必要的时候多制几张片子可以明显提高阳性率。

此病例胸水脱落细胞异型细胞极少，所见癌细胞胞体较大，但核的异型性不明显，加之数量少，增加了诊断的难度，但丰富的分叶状黏液性空泡是诊断腺癌细胞的重要线索，结合临床资料可以做出查到少量腺癌细胞的诊断。后来做胸水细胞块免疫标记，证实为腺癌。实践证明，分叶样黏液空泡在腺癌的诊断中具有重要价值，值得引起重视。

【经典箴言】

对于临床上高度怀疑恶性肿瘤病例，要适当多制片、仔细查找，对细胞核和浆的异常特点综合分析来进行良恶性的鉴别诊断。

肿瘤细胞主要是通过细胞核的异型性鉴别，但少数情况下，细胞浆的独特特点也可以明确诊断，就像本例中丰富的黏液样空泡就可以诊断腺癌细胞。细胞学诊断要密切结合临床和相关检查，这样才能有的放矢、客观准确。

（李洪文）

85　少见的恶性间皮瘤

【案例经过】

患者男，61 岁，2018 年 5 月因"胸闷、气短 4 个月余"入院就诊于呼吸内科，行胸腔置管引流胸水，2018 年 6 月 4 日进一步行胸部增强 CT 检查示：①右肺中下叶膨胀不全；②右侧胸膜增厚；③右侧胸腔积液。

CEA：3.10ng/ml，CA125：43.52U/ml，CYFRA21：16.95ng/ml。

临床医生打电话："有个患者肿瘤标志物明显增高，转了几家医院一直没有诊断清楚，一会送检胸水，请帮忙好好找找有没有肿瘤细胞"。血性胸水 500ml，拿到后沉降后离心、涂片、染色。片尾可见体积巨大的异常细胞，细胞胞体大，核多少、大小不一，有的核仁隐约可见。

胞浆丰富，含细小密集的空泡，呈浊蓝脏感（图 85-1，图 85-2）。

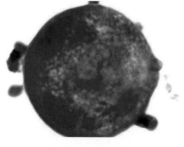

图 85-1　细胞胞体较大，含多个胞核，空泡明显（瑞氏 - 吉姆萨染色，1000×）

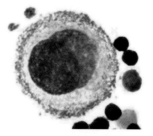

图 85-2　含 2 个细胞核，重叠呈"8"字型，整体呈一"草帽"型

少量异常细胞胞体较大，核多少不一，胞浆丰富，含密集小空泡，结合影像学胸膜增厚特点，形态学不能除外恶性间皮瘤。间皮瘤是一个综合诊断，单纯形态学不能明确。拨通管床医生电话"×医生，××患者的胸水脱落细胞出来了，考虑恶性肿瘤细胞，结合影像学结果不能除外恶性间皮瘤的诊断，建议免疫组织化学染色进一步明确。""患者有石棉粉尘接触史，CT示胸膜增厚，确实不能除外恶性间皮瘤，马上联系病理科。"

免疫组化结果显示：CK（＋），CK5/6（＋），MC（－），CgA（－），CK20（－），CK7（＋），KI-67（阳性约10%），vimentin（肿瘤细胞-），P53（无义突变，阳性小于1%），WT1（－），CEA（M）（－），CK（34βE12）（＋），CKL（＋），NapsinA（－），CD56（－），Syn（－），LCA（－）。结合病史及免疫组化部分支持性结果，考虑恶性间皮瘤，请结合临床，必要时会诊。

间皮瘤诊断要点（《刘树范细胞病理学》）：间皮瘤的诊断大多不能单凭形态学诊断，必须结合临床、并辅以电镜的超微结构和免疫化学方法。恶性间皮瘤（上皮型）细胞呈乳头结构或腺样结构，瘤细胞胞质多少不等，常有小空泡，细胞核增大深染，核仁明显。有学者认为巨噬细胞样细胞是间皮瘤细胞的一个分化过程。

新疆马博文教授关于间皮瘤形态的描述：①微绒毛性微裂隙或开窗，肿瘤性细胞的开窗少于良性间皮细胞［日本临床细胞学会（以下简称日本），开窗现象］；②细胞顶端连接或上下倒影（日本：细胞与细胞对位）；③边缘细胞呈丘状缘（日本：驼峰样胞质突起）；④成细胞碎片的细胞间含有胶原蛋白（日本：细胞簇有含2或3型胶原蛋白的间质）；⑤深染的嗜碱性胞质，可有嗜酸性淡染胞质的间皮细胞（日本：浓稠的嗜碱性胞质，可以有嗜橘黄色胞质）；⑥细胞边缘模糊不清，细胞簇边缘有游离的细胞，并有胶原蛋白将其粘连（日本：细胞边缘部模糊）；⑦多核间皮细胞，有些情况下可多见，如风湿性关节炎患者的胸水中（日本：多核细胞）。恶性间皮瘤是一种难以诊断的罕见肿瘤。流行病学调查发现约80%的恶性间皮瘤患者有明确的石棉暴露史，其平均潜伏期为20～40年。间皮瘤的诊断非常困难，临床上往往需要用活检组织进行病理检查确诊，但确诊率较低，结合免疫组化染色可大大提高间皮瘤的确诊率。至少使用2个间皮瘤阳性标志物（包括calretinin，WT-1，CK5/6，D2-40，AE1/AE3和CAM5.2等）和2个间皮瘤阴性标志物（包括 CEA，TTF-1，Ber-EP4，MOC31，ER，PgR）的免疫组化标志物组合进行诊断。

【经典箴言】

恶性间皮瘤较少见，要密切结合临床、影像学、免疫组织化学标记才能做出明确诊断。

【郑立恒博士点评】

近年肿瘤发病率明显增高，但是有的体液中脱落的肿瘤细胞很少，患者有时需要就诊于多家医院反复送检才能确诊。本案例临床医生特意给检验科交代患者肿瘤标志物增高，但是一直没有找到证据，作者对标本格外关注，一次就找到了几个恶性间皮瘤细胞，并经组织化学染色得以证实，体现了作者深厚的基本功。恶性间皮瘤的瑞氏 - 吉姆萨染色涂片较少见，是难得的资料，值得收藏学习。

（李洪文）

86 三维立体结构一定是腺癌吗

【案例经过】

女性患者，49 岁，腹水待查。临床送检 500ml 腹水，外观血性、浑浊（图 86-1），常规瑞氏 - 吉姆萨染色，低倍镜下易见成团分布的细胞团，高倍镜下立体结构明显，细胞核数十至上百个，但是仔细观察单个核细胞异型性并不明显，甚至给人感觉很"温和、善良"的感觉（图 86-2，图 86-3），于是又加染了苏木精 - 伊红染色（HE 染色），HE 片并没有见到如瑞氏 - 吉姆萨染色氏片上那么多细胞团，仅见零星几处，细胞染色质并不增粗、细胞异型性不明显（图 86-4），但由于细胞团立体结构很明显，而且这也是腺癌细胞很重要结构特征，是腺癌细胞吗？

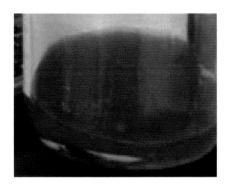

图 86-1　腹水外观

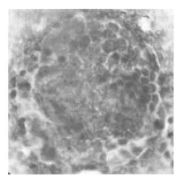

图 86-2　油镜下瑞氏-吉姆萨染色，细胞团立体感明显

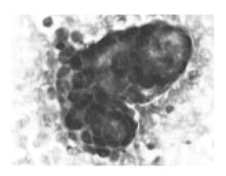

图 86-3　球形、乳头状结构

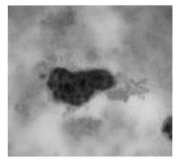

图 86-4　零星可见的细胞团，单个核细胞异型性小（HE 染色）

之后的腹部影像学检查、胃肠镜检查均未发现异常，腹水后来再没有反复。

【沟通体会】

当时对于这些成团的细胞很头痛，一方面觉得结构上呈三维立体样，不能除外腺癌细胞，但仔细观察每个细胞和染色质，没有异常聚集、大小基本一致，核仁也不明显，总体异型性很小，不支持恶性。我去了临床，找到临床医生联系，说腹水脱落细胞可见成团的细胞，总体异型性不明显，形态学不支持恶性，但是有三维立体的形态学表现，建议随访。临床医生说这例患者腹部影像学检查未见异常，肿瘤标志物仅 CA125 轻度增高，临床不支持恶性。

患者出院后 3 个月、6 个月随访，完全康复，没有再出现腹水。虽然浆膜腔积液中细胞团立体结构在诊断腺癌中很重要，但不是决定性特征。本例乍一看很容易误诊为腺癌细胞，值得引起足够重视。细胞学诊断最终还是要重点分析细胞核的异型性以及胞浆的异常改变或特征性改变。本例虽然细胞团立体结构明显，但总体细胞核均一、染色质不增粗、核仁不见，没有明显的异型性，不支持恶性。结合肿瘤标志物（血清和腹水）不高、影像学不支持恶性，最后考虑良性上皮细胞团。

典型形态的病例谁都可以明确诊断，但很多情况下，良恶细胞鱼目混珠，不仔细甄别就会出现误诊或漏诊，这时候要密切结合临床及相关检查、综合分析，必要时行细胞免疫染色进行鉴别。

【郑立恒博士点评】

脱落细胞学诊断是个综合学科，需要临床、检验、影像学等检查结果的有机结合，对于一些高度疑难病例，在进行细胞学诊断时要十分小心，要充分和临床沟通，不能只抓住一点就盲目做出诊断，这样发出的报告心里才有数。

（李洪文）

87 细胞"谜团"

【案例经过】

这是 2013 年的一个病例，笔者刚开始独立看体液脱落细胞。当时经验很少，尿液脱落细胞的第一例，至今想起来仍然历历在目。泌尿科患者，男性，69 岁，左侧肾区叩痛。临床行导尿术后，送检尿液标本约 500ml。为了不漏检，又是第一例尿液脱落细胞标本，下决心一定做好，我用 50ml 的离心管，分数次离心收集了送检的所

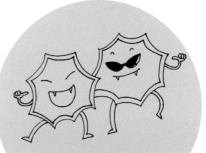

尿液脱落细胞学诊断核心是
细胞的异型性

有标本。最后收集在 1.5ml 的子弹头离心管里最后离心，取沉渣，涂片、自然干燥、瑞氏 - 吉姆萨染色，显微镜检见细胞（图 87-1，图 87-2）。细胞有退行性变，核多少不一，核着色较浅，有的可见核仁，核仁较小、多少不一、浅蓝染，核膜不厚、均匀，有的核呈空泡样变。易见成团脱落的细胞，核呈圆形、椭圆形、梭形，排列稍显紊乱，核不深染，胞浆可见细小空泡。

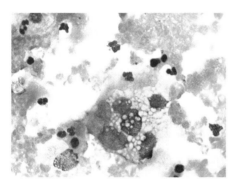 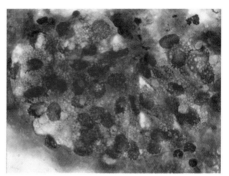

图 87-1 细胞团簇状分布，核有退变，细胞核和胞浆上有大小不一的空泡，核膜不规则

图 87-2 细胞成团分布，胞核较小，核染色质颗粒状，胞浆可见小空泡，总体异型性不明显

当时对尿液中的这种成团细胞认识较肤浅，觉得这应该是可疑腺癌细胞。后来的影像学并不能给出明确恶性的提示，再后来输尿管镜探查也未发现异常。临床决定定期复查、随访。3 个月后尿常规检查红细胞为阴性，尿脱落细胞检查仅见零星的移行上皮细胞、未见成团细胞、未见可疑细胞。6 个月后复查影像学，输尿管狭窄处消失、背部疼痛消失、肾区叩痛消失，患者一般状况良好。回顾病程，最后考虑输尿管良性（炎性）病变。

【沟通体会】

片子看完，我和医生沟通说尿液脱落细胞检查可见大量成团细胞，不能完全除外肿瘤细胞，建议进一步明确，后来的输尿管镜探查也未发现异常，临床决定随访。3 个月后影像学完全正常，患者血尿消失。再次送检的尿液没有再查到成团脱落的细胞，仅见到少数几个表层和中层的上皮细胞。虽然诊断并没有给患者带来治疗上的影响，但我仍然愧疚了很长时间。

后来自己找出患者之前的片子，反复仔细观察这些成团的细胞，核浆比并不增大、染色质并没有明显增粗，核仁不明显，没有明显的异型性，仅仅靠细胞成团这一现象就怀疑恶性肿瘤细胞，根本经不起验证和推敲，但是为什么会有这么多成团的细胞呢？在刘树范、阚秀主编的《细胞病理学》里找到了答案，原来尿路上皮细胞比较容易成片或成簇脱落，特别是在导尿、膀胱冲洗等一些检查之后。书中特别指出不应只关注成团细胞貌似庞大的表象，更应该观察细胞核的异型性、特别是单个细胞的异型性程度，如果细胞核的异型性不足，一般不应诊断恶性。而这例患者正是导尿术采集尿液，导致大量成团上皮细胞脱落，再加上瑞氏 - 吉姆萨干片染色对细胞异型性有放大效果，特别在细胞退变的情况下很容易过度诊断，所以建议在遇到不好判定的细胞时加做湿片染色（HE 或巴氏染色）进行验证。出具脱落细胞报告时要参考影像学、肿瘤标志物结果，不相符时一定要慎重报告。

【经典箴言】

尿液脱落细胞学诊断的核心仍然是细胞的异型性，当细胞异型性不足时，即使见到成团、成片的细胞，貌似来者不善也不要轻易做出恶性的诊断。

【郑立恒博士点评】

作者通过一例尿液中成团脱落细胞的诊断的经历告诉我们细胞学诊断中有的成团细胞就是陷阱，一般成团细胞多数都是肿瘤细胞，但是仍有特殊情况，千万不要误诊。输尿管物理检查很容易引起成团细胞的脱落，加上外界因素的刺激，细胞容易有一定的异型性改变，这更增加了诊断的迷惑性和难度。作者谦虚的学习态度和扎实的医学基础让我佩服。

（李洪文）

88　精液常规检查，染色势在必行

【案例经过】

接到临床医生反馈：检验科报的精子畸形率普遍偏低，差距还不小呢。

精液常规检测以前是人工显微镜评估，后来慢慢有了全自动精液常规分析仪，人工镜检对未染色精子只能做粗略评估，明显的畸形可以识别，不显著的畸形不能准确辨别，由于精子处于运动状态，干扰很大。第5版《WHO人类精液检查与处理实验室手册》对正常精子和畸形精子形态做了极为细致的描述，而且判断精子形态是否正常都是要经过特殊染色，显微镜下分析至少200个精子，分别从精子头部（%H）、中段（%M）、尾部（%P），以及过量残留胞浆（%C）四个方面予以判读，相比不染色直接判读显然更客观、准确。精子畸形率精液常规检查的重要项目，对临床诊治意义很大，如何才能做得更准确，哪种染色方法更实用，以何种形式报告精子畸形率？

接下来的几周，我分别做了干片的瑞氏-吉姆萨染色、SM染色，湿片的SM染色，WHO推介的巴氏染色，经过对比发现巴氏染色和SM染色效果最好，但巴氏染色操作较复杂，耗时常，SM染色快速、简单，且湿片效果优于干片，SM湿片染色不仅可以清楚辨别畸形精子，还可以很好区分活精子（头部染蓝色）和死精子（头部染紫红色）。

【沟通体会】

经过几周的实验，我找到了解决的方法。拨通临床医生电话"前段时间您提到的精子畸形率偏低的意见我认为是客观的，经过摸索和参考WHO指南，觉得之前未染色标本不能准确辨认畸形精子类型，以后我们染色后观察精子的畸形率，这样效果会很好，不知道您还有什么更好的建议。""这样非常好，北京许多知名医院精子畸形率、精液脱落细胞都是染色后以图文报告的形式发报告的。""好的，近期我们将开展科内精子形态相关的继续教育学习，力争把这项检查做好。"

正常精子包括头部、颈部、中段、主段和尾段。在光学显微镜下很难看到尾段，因此可以认为精子由头部（和颈部）和尾部（中段和主段）构成。只有头部和尾部都正常，才可以认为精子正常。所有临界形态都应认为异常。头部在外形上必须是平滑的、弧度规则的、大体上为椭圆形。顶体部分边界清晰，且占头部面积的40%~70%。顶体区域必须没有大的空泡，小的空泡不超过2个，空泡的面积不能超过精子头部的20%，顶体后区不能有任何空泡。中段必须是纤细的、规则的且长度与头部相同。中段的主轴必须与精子头部的主轴相延续。胞浆残余体只有在过多时（也就是说超过精子头部尺寸的三分之一）时才被认为异常。主段必须直径一致，比中段细，且长度大致为45μm（大约为精子头部长度的10倍）。可以有自然弯曲，且没有成角弯折（成角弯折提示有鞭毛破损）。

异常精子形态的评估：异常精子形态 头部缺陷：大头（5，3）、小头（4，2.5）、尖头（7，3）、锥形头、梨形头、圆头、不定形头、有空泡的头（超过2个空泡，或者未染色的空泡区域占头部面积的20%以上）、顶体后区有空泡、顶体区过小或过大（小于头部的40%，或大于头部的70%）、双头，或上述缺陷的任何组合。体部（颈段＋中段）的缺陷：中段非对称地接在头部、粗的或不规则、锐角弯曲、异常细的中段，或上述缺陷的任何组合。尾部（主段）缺陷：短尾、多尾、断尾、发卡形平滑弯曲、锐角弯曲、宽度不规则、卷曲，或上述缺陷的任何组合。过量残留胞浆（ERC）：这是精子异常发生过程产生的异常精子所伴有的。这类异常精子的特征是含有大量不规则已染色的细胞浆，胞浆的大小超过精子头部的三分之一，通常同时有中段缺陷。这种异常的过量胞浆不应该被认为是胞浆小滴。

WHO推荐用巴氏染色并对200个精子的分析，可以得到正常和异常精子百分率（两者相加应等于100%），也可以得到每种缺陷的百分率，例如精子头部（%H）、中段（%M）、尾部（%P），以及过量残留胞浆（%C）（这些数值相加不等于100%）。笔者在实践中通过SM染色（图88-1，图88-2）：SM染液与精液1：1混匀，约1分钟后，滴于载玻片上，加盖盖玻片，分类计数，精子形态清晰可辨，是值得推荐的方法。

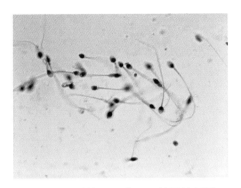

图 88-1　油镜下观察，死精子头部显棕色（SM 染色）

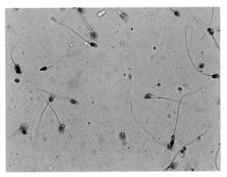

图 88-2　油镜下观察，活精子头部呈蓝色，而且精子头部顶体区及头部空泡等细微结构可以分辨（SM 染色）

【郑立恒博士点评】

　　临床提出问题是检验科持续改进工作质量的好时机，作者没有回避临床科室的疑问，积极查找原因并通过实践找到了适宜的方法，提出 SM 染色可以快捷清晰地观察精子形态的细节，从而给临床提供更真实、客观的实验数据，并给临床说明了解决的方案，得到了临床科室的认可。碰到问题检验和临床积极沟通才是不断提高诊疗水平的必由之路。

（李洪文）

89　进行性失聪和失明为哪般

【案例经过】

　　患者，男，61 岁，主因"左下肢肢体无力伴视力模糊 5 天"入院。患者于 1 天前无显著诱因突发左下肢无力、站立不稳、伴疼痛，左侧口角歪斜、伴流涎，双眼视力丧失，未行治疗，为进一步诊治入院，门诊以"脑梗死、高血压 3 级、糖尿病、胃癌术后"收入院。发病以来无发热，伴头痛、恶心、呕吐，伴耳鸣，无眩晕，无意识障碍及大小便失禁。曾因胃腺癌行胃大部切除术。

2015 年 8 月入院查体，双眼光感减弱，双侧瞳孔圆，不等大，右侧瞳孔 2.0 mm，左侧瞳孔 3.0mm，对光反射灵敏，调节反射存在，无眼震颤，左鼻唇沟浅伸舌偏左，双耳耳鸣、听力下降。双侧肌腱反射（+），左侧 Babinski 征（阳性），2015 年 9 月 2 日查体显示，双眼无光感，左侧瞳孔 5mm，右侧瞳孔 1mm，双耳耳聋。

影像学检查颅脑磁共振成像（MRI）平扫＋增强：左侧额顶部板障局限性强化影，右侧小脑半球、丘脑及基底节区腔隙性脑梗死（部分已软化），脑白质变性。

实验室检查脑脊液常规检查（CSF），外观无色、透明，白细胞计数（WBC）$20×10^6$/L，潘氏试验：++。脑脊液生化：葡萄糖（Glu）1.63 mmol/L，氯（CL）119 mmol/L，总蛋白（CSF-P）0.520 g/L，清蛋白（CSF-ABL）406 mg/L。脑脊液抗酸染色：阴性。血清癌胚抗原（CEA）3.69ng/ml，糖类抗原 199（CA199）915.2U/ml，CA727 142.7U/ml。

脑脊液细胞学检查：瑞氏 - 吉姆萨染色，见少数细胞。可见一巨大体积癌细胞（图 89-1），直径约 50 ~ 60μm，细胞核浆比显著增大，染色质增粗，恶性特征显著。还可见少数癌细胞核贴边、偏位（图 89-2），浆红蓝染，显示明显异型性，形态学提示恶性肿瘤细胞。

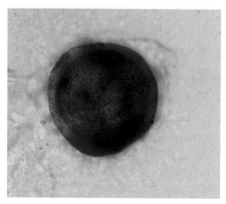

图 89-1　巨大体积癌细胞，核浆比大

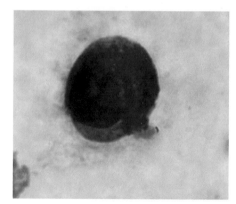

图 89-2　癌细胞，核偏位，染色质粗糙，异型性明显

【沟通体会】

临床医生打电话来说这是个很特殊的病例，患者进行性耳聋及视力减

退直至失明，脑脊液常规报告细胞计数只有 $20 \times 10^6/L$，脑脊液常规检查几乎没有有意义的提示，临床很困惑，想让我看看细胞学如何。

送检的脑脊液只有 2~3ml，低速离心后，小心地涂了 3 张片子，干燥，瑞氏 - 吉姆萨染色 5 分钟，轻轻冲掉染液，洗耳球吹干玻片。显微镜下，仔细地一侧移到另一侧，只见到些零星散在的小淋巴细胞，第一张片子没有有意义的发现。第二张片子同样的方法，涂片的边缘地方，一个庞然大物跃入眼帘，巨大体积的细胞，核浆比大，胞浆蓝染，异型性明显，基本可以确定是肿瘤细胞。在第 3 张片子上，又找到一个体积较大的癌细胞，核偏位，染色质粗糙，胞浆蓝染，异型性明显。

本例患者，老年男性，既往有明确的胃癌（腺癌）病史，此次主要为亚急性起病，近期出现显著的神经系统症状和体征，表现为头痛、头晕，双眼进行性视力失明，双耳进行性失聪，右侧周围性面瘫，左下肢无力伴发作性放射样疼痛。脑 MRI 增强提示脑膜稍强化，脑脊液脱落细胞检查发现少数癌细胞（结合病史考虑腺癌脑膜转移可能性大），从而明确诊断脑膜癌（MC）。马上通知医生，脑脊液中发现了肿瘤细胞，考虑胃癌脑膜转移。

MC 由恶性肿瘤细胞浸润软脑膜引起，其临床表现以脑膜刺激征为主。脑膜癌的临床表现复杂多样，主要表现为脑神经、脊神经受累症状，常见的首发症状为头痛、恶心、呕吐和脑膜刺激征。脑脊液找到癌细胞是诊断脑膜癌的金标准，其敏感性为 75%~90%，特异性为 100%。本例提醒我们，当肿瘤患者出现视力和听力受损害时，要考虑到脑膜癌的可能，脑脊液细胞学是确诊的主要方法，对明确诊断意义重大。

这例脑脊液细胞量很少，但只要把工作做细致，仍然找到了可以明确诊断的目标细胞，在诊断中起到关键作用。

【经典箴言】

脑膜癌临床表现多样，本例脑膜癌患者表现为进行性失聪和失明，对于有肿瘤病史并出现此症状的患者应该引起临床医生的重视，脑脊液细胞学创伤小，是诊断脑膜癌的金标准，值得推广。

【刘峥主任医师点评】

脑膜癌误诊为颅内感染的病例非常多，作者为我们提供了一例极罕见的胃癌细胞脑膜转移引起的进行性失聪和失明的案例，最后通过脑脊液细胞学得以确诊。脑脊液细胞学全国推广现状不尽如人意，但是它是一项非常重要的技术，不仅创伤小，并且简便、快速，脑脊液中发现肿瘤细胞是诊断脑膜癌的金标准，本案例只发现了两个异型细胞就可以做出明确诊断。希望各同行加强脑脊液细胞学的研究和应用，为临床解决更多问题。

（李洪文）

90 两种染色，殊途同归

【案例经过】

临床送来 500ml 血性胸水，看申请单：男，79 岁，CT 示右肺门及后纵隔占位，中央型肺癌可能性大，伴纵隔淋巴结转移、右侧胸膜转移、右侧胸腔积液。血清肿瘤标志物癌胚抗原（CEA）4.32ng/ml，CA125 158.4U/ml，NSE 26.25ng/ml，CYFRA211 5.23ng/ml。

胸水肿瘤标志物癌胚抗原（CEA）15.80ng/ml，CA125 1881U/ml，NSE 50.52ng/ml，CYFRA211 12.04ng/ml。胸水静置半小时后，取沉淀 100ml 分装 2 管，1 500 转 /min 离心 8 分钟，小心倾去上清液，取白细胞层，推 2 张片，干燥后行瑞氏 - 吉姆萨染色，镜检。

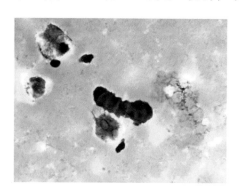

图 90-1 癌细胞紧密堆叠排列，呈列兵样、假菊型团样，核浆比异常增大，核染色质呈粗颗粒状，无核仁（瑞氏 - 吉姆萨染色，1000×）

低倍镜下，大量红细胞的背景，慢慢移动物镜，不漏掉一处死角，在第 1 张片子的体尾交界处，一个特殊细胞团跃入眼帘，直觉告诉我，找到了，有问题。打到油镜下仔细辨认，"毛虫样"分节的肿瘤细胞（图 90-1），染色质粗糙，心里有了答案。这样的细胞很难找，在第 2 张片子上也找到一处类似形态的细胞团。

图 90-1 中大量血细胞背景上癌细胞呈印第安列兵样或脊椎骨样紧密排列，胞体中等大小，核浆比异常增大，染色质粗颗粒状，几乎看不到胞质，比较典型的小细胞癌细胞的形态学特点。但瑞氏 - 吉姆萨染色片上看不出小细胞特征性的"胡椒盐样"染色质，于是又制了 2 张片子，立即置 95% 乙醇中固定，巴氏染色，40 分钟后，图片染色镜检（图 90-2，图 90-3）。

图 90-2　小细胞癌呈列兵样排列，染色质呈典型的胡椒盐样染色质（在细致的染色质上有粗的凝集深染的染色质质点），无核仁　　图 90-3　小细胞癌呈典型的叠瓦状排列，染色质较粗糙

【沟通体会】

医生来电话说患者临床高度怀疑中央型肺癌，其他医院送检了两次，第一次未查到癌细胞，第二次查到可疑腺癌细胞，为进一步明确诊断入院会诊。

标本送来后自然沉降半小时，取沉淀物离心、制片，推 2 张片，快速干燥后，瑞氏 - 吉姆萨染色。大量红细胞背景上发现突兀的两簇细胞，一眼看，小细胞癌。马上发了报告，查到恶性肿瘤细胞，倾向小细胞癌。转念又一想，觉得瑞氏 - 吉姆萨片上看小细胞癌特征性的胡椒盐样染色质不明显，应该花点时间染个巴氏染色，两者验证下，更有把握，赶快解除审核。前后就 1 分钟时间，没过 2 分钟，临床医生打来电话说刚才明明看到结果了，转眼就找不到了。我解释说瑞氏 - 吉姆萨染色片上初步考虑小细胞癌，我想用巴氏染色再验证一下。原来临床医生一直在等这个结果啊。40 分钟后，巴氏染色出来了，典型的列兵样排列、典型的胡椒盐样染色质，全符合小细胞癌的形态学特点。拨通医生电话说形态学提示小细胞癌，建议免疫组化进一步验证。后经病理细胞块免疫组织化学证实为小细胞癌。

小细胞癌发生于支气管上皮中的神经内分泌细胞，是一种高度恶性的肿瘤，约占肺癌的 10% ~ 20%，小细胞癌的治疗与预后与非小细胞癌不同，因而对它的识别和诊断尤为重要。

肺小细胞癌以中央型多见，绝大部分为小细胞型，显微镜下癌细胞小，为圆形、卵圆形或梭形，胞质少，核染色质呈颗粒状、深染，无核仁或核仁不清晰，核分裂多见，癌细胞常为片状、巢状或带状，偶见菊形团；免疫组织化学染色，CgA，Syn，CD56，CK，CEA 和 TTF-1 多为阳性。

瑞氏 - 吉姆萨染色是检验科的传统染色方法，检验人对瑞氏 - 吉姆萨染色有一种特殊的情愫和喜爱，染色方法简单快速、色泽鲜亮，特别对血液细胞染色优势明显，但在鳞癌、小细胞癌的染色上往往不如巴氏染色，巴氏染色对鳞癌的胞浆及小细胞癌的染色质有明显优势。笔者常规先染瑞氏片，非常简洁快速，多数情况可以做出诊断，当有疑惑或需要巴氏染色验证或时，再做巴氏染色，两者相互补充和验证，往往能增加诊断的准确性。

【经典箴言】

胸水小细胞癌，经过瑞氏 - 吉姆萨和巴氏两种染色，完美验证，殊途同归。实践中我们要了解各种方法的优势和不足，不是排斥，而要主动学习，相互融会贯通，一定会有意想不到收获和感悟。

【郑立恒博士点评】

肺小细胞癌相对腺癌、鳞癌少见，作者提供了一例比较典型的小细胞癌的病例，由于标本中有大量红细胞，癌细胞量少，可以说是大海捞针，很容易漏诊，病理类型少见也容易误诊。为了进一步证实肿瘤性质，作者主动做了两种染色，给我们展示了肺小细胞癌不同染色的形态学特点，这种敬业和进取精神值得同道学习。

（李洪文）

91 这类肿瘤细胞不聚团

【案例经过】

患者，男，72岁。于2014年8月确诊胃癌，并于入院行根治性全胃切除术，食管空肠 Roux-en-Y 吻合术，术后病理示（胃）腺癌，中-低分化。术后患者体质差，进食较前减少，未行辅助化疗。2月前患者自觉大小便失禁，约1～2次/d，每次量不多，无腹泻、黑便，无明显腹痛，未予重视，1周前患者大便次数增多，约4～5次/d，常与夜间发生，影响睡眠，遂入院就诊，门诊以大小便失禁待查收入院，患者自发病以来，无头痛头晕、无发热畏寒，近期体重减轻约3kg。

查体：体温：37℃、脉搏62次/min、呼吸18次/min、血压109/68mmHg。神清语明，自动体位，营养中等，查体合作。全身浅表淋巴结未及肿大，腹部移动性浊音阳性。

影像学检查：

腹部 CT 示：胆囊大、壁增厚，膀胱充盈欠佳、膀胱壁增厚，结肠扩张、充气明显，腹盆腔大量水样密度影。

实验室检查：WBC 5.32×10^9/L、RBC 3.70×10^{12}/L、PLT 251×10^9/L，Hb 125g/L，尿蛋白（PRO）+，CEA 33.4ng/ml，CA125 89.19 U/ml，CA199 35.04 U/ml，CA724 75.58 U/ml，CYFRA21 6.14 ng/ml，AFP 2.67 ng/ml。

腹水脱落细胞学检查：镜下见大量弥散分布的细胞，核染色质细致，核偏位，细胞形态较单一，细胞间少有连接关系，胞浆染色较均匀，无颗粒、无黏液（图91-1，图91-2）。形态似血液肿瘤细胞。腹水细胞块免疫组织化学染色结果 CEA（+）、CA19-9（+）、CK（+）CD68（-）、SY（-）、CgA（-）。

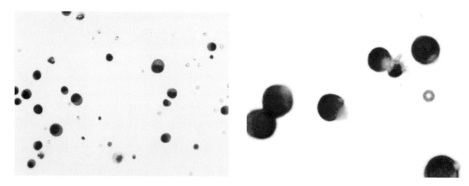

图 91-1　清一色核偏位癌细胞（瑞氏 - 吉　　图 91-2　瑞氏 - 吉姆萨染色（100×）
　　　　　姆萨染色，40×）

【沟通体会】

　　医生来电话说这是一个外院转来的患者，因为之前有过肿瘤的病史，想明确一下是复发还是其他原因引起的腹水，并用输液瓶送来近 500ml 血性腹水。离心后镜检见清一色的、核浆比较大、核偏位、染色质较均匀，异型性不是特别明显的细胞散在分布，没有聚团现象，这种排列方式在血液肿瘤细胞容易见到，在实体肿瘤中比较少见，容易漏诊或误诊，但这却是某些胃部中 - 低分化腺癌的一个特点。拨通管床医生电话："患者的脱落细胞结果出来了，形态学提示低分化腺癌，建议细胞块免疫组化进一步确认。""哦，谢谢，这么快就出结果了，还是复发了啊，我现在就查免疫组织化学染色。"随后的病理结果证实了该类细胞确为腺癌细胞。

　　本例肿瘤细胞形态容易误判为间皮细胞或血液肿瘤细胞，间皮细胞常常显示间皮细胞分化的谱系分化特点：即同一张片可以看到小圆形细胞、印戒样细胞、小梭形细胞、菱形细胞等多种形态的间皮细胞，而不是形态一致的清一色瘤细胞；血液肿瘤细胞可以根据形态、患者既往病史和细胞化学染色加以鉴别。来源于胃的这类肿瘤细胞具有独特的形态学特征，值得我们学习、总结。

【经典箴言】

　　中 - 低分化胃腺癌细胞的特点有时是清一色弥漫分布，不聚集，核浆比大，核偏位，值得引起注意。

一般肿瘤脱落细胞学都有聚集的特点，弥漫分布的组织来源的肿瘤细胞少见，作者描述了一例来源于胃的中 - 低分化腺癌细胞不聚集而是均匀分散的特点，值得我们学习。肿瘤细胞来源不同、形态学也会有各自不同的特点，比如来源乳腺的"细胞饼"样癌细胞团，甲状腺乳头状癌的核内包涵体，可以说真是五花八门，变异万千。实践出真知，只有善于总结才会把技术练得炉火纯青。

（李洪文）

92 肾性还是非肾性血尿你会分吗？

【案例经过】

早晨，夜班同事递给我一尿液标本，说管床医生想让看下红细胞形态，倾向肾性血尿还是非肾性血尿？我接过来一看，静置一个晚上的尿液标本明显分为两层，上层黄色，底部铁锈样颗粒状结晶，厚厚一截。滴一滴在玻片上（加盖玻片，油镜下观察），大量非常漂亮的结晶跃入眼帘（图92-1～图92-3）。

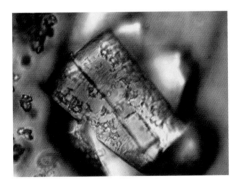

图 92-1　枯树皮（或古代笏板）样尿酸结晶，结晶上刻痕明显（湿片，1000×）

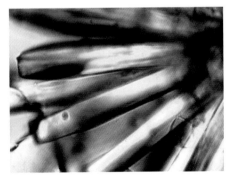

图 92-2　香蕉样尿酸结晶（湿片，1000×）

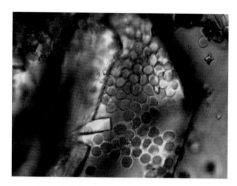

图 92-3　尿酸结晶旁大量圆盘状均一性新鲜红细胞（湿片，1000×）

【沟通体会】

拨通泌尿科医生办公室电话，"患者尿中的红细胞形态是均一性红细胞，提示非肾性血尿，而且伴随大量的尿酸结晶，请综合临床考虑。""好的，非常有意义的结果，超声提示尿路结石，临床症状符合。这下不仅是明确了血尿来源，还提示了结石可能的类型。"

尿液自动分析仪的普及，大大提高了检测效率，然而，对于部分尿液标本，显微镜检查必不可少，有时甚至会起到决定诊断的作用。比如尿红细胞形态检查，可以提示血尿来源、尿液病理管型可以反映肾脏的损伤程度、尿液结石类型，也可以对疾病诊断做出有益的提示。本例中查到大量的尿酸结晶和新鲜均一的红细胞，给临床提供这些信息，临床医生可以结合患者临床症状和影像学检查做出合理的判断。

尿红细胞形态检查在血尿来源的判断上具有重要临床意义，虽然这项检查要求较高，标准也比较混乱，但是综合国内外相关文献，认真总结，还是能够比较客观地做出正确判读的。该项检查推荐使用相差显微镜，然而多数基层实验室一般只有明场光学显微镜。笔者在实际工作中采用在大盖玻片上加油，油镜镜检，比较 40 倍光镜更能够清晰观察到细胞的细微损害，可以弥补非相差显微镜的缺陷，是值得推荐的方法。

尿液中的结晶包括生理性结晶和病理性结晶两种，生理性结晶多来源食物及机体盐类的正常代谢所产生的各种酸性产物，与钙、镁等离子结合生成各种无机盐和有机盐，又称代谢性盐结晶，一般无临床意义。酸性尿液内的结晶包括草酸钙结晶、尿酸结晶、非晶形尿酸盐、硫酸钙结晶及马尿酸结晶等。碱性尿液内的结晶，一般是磷酸盐类结晶，包括非晶形磷酸盐、磷酸铵镁、磷酸钙、碳酸钙、尿酸铵及尿酸钙结晶等。

病理性结晶是由各种病理因素在尿液中出现或是由于某种药物在体内代谢异常而出现的结晶如胆红素、胱氨酸、亮氨酸、酪氨酸、含铁血黄素结晶及胆固醇结晶等。

本例中尿酸结石是生理性结晶，但前辈顾可梁指出尿液生理性结晶、病理结晶的分类并不可取，因为很多时候生理性结晶或结晶管型会引起肾脏病理性损伤。

【经典箴言】

应该加强尿液有形成分的识别能力，为临床提供客观、准确的形态结果，使尿液常规报告更充实、丰满。

【邸红芹主任检验师点评】

本文以一例尿液红细胞和结晶形态为落笔点，提出尿液沉渣显微镜检查的重要价值，准确的形态学描述可以使尿液常规的报告更完整，给临床提供更多有益的信息。在最新的《尿液常规检验诊断报告模式专家共识》中特别指出尿常规检验应包括理学检查、化学检查及有形成分检查，检测结果要包括检测数据、文字表述、检测图像，而且要增加检验诊断，即基于检验信息、检验结果等做出的诊断、解释和建议。作者正是按共识要求做的，值得推广。

（李洪文）

93 24 小时尿蛋白与尿常规蛋白不符

【案例经过】

患者，女，45 岁，患肾病综合征 3 个月。2018 年 3 月 12 日因双腿至脚部水肿就诊，24h 尿蛋白 3.5g/24h，血清总蛋白 60.4g/L，血清胆固醇 6.6mmol/L，尿常规检测蛋白定性 +++，潜血 ++，离心镜检发现有红细胞和颗粒管型，典型的低蛋白水肿伴血脂升高，诊断为肾病综合征，收入肾病科。用大剂量激素治疗一段时间后，病情好转，出院服药观察，定期复查。5月15日该患者前来检测24h尿蛋白为1.86g/24h。次日检测尿常规，尿蛋白+，有红细胞和管型，较入院时减少。拿着前后两天的结果，患者带着一脸的疑惑来到临检体液窗口质问："我这1.86g/L的尿蛋白为什么会是一个"+"，半个月前24h尿蛋白1.55g/L，当时尿常规中的蛋白为"++"，这两次结果尿蛋白阳性程度有出入，是不是你们把标本弄错了？"

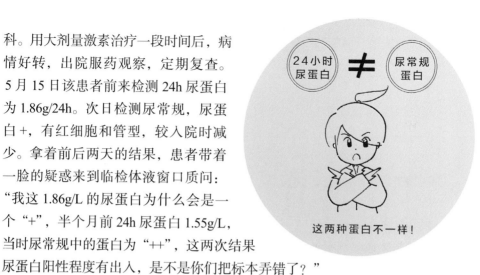

这两种蛋白不一样！

我说："别着急，你先等一下，我给你查查。"于是我翻看了这几天尿蛋白的室内质控，阳性质控要求蛋白"++ ++++"，靶值为+++，在控。随后又查看了当天的其他结果，发现肾内科有数例患者结果为"++ +++"，还有其他几个科室也有蛋白"++ ++++"的情况，体检人群筛查阴性以及阳性分布趋势正常，这就说明检测系统是正常的。既然这样就要考虑标本的原因了，于是我就给了患者一个尿杯和尿管让她去留随机尿。重新检测仍是一个"+"。我耐心地给她解释："24h尿蛋白和尿常规中的蛋白不能相互比较，二者检测原理和方法都不一样，所测蛋白种类也不同，前者所测是总蛋白，后者所测是白蛋白，白蛋白仅为总蛋白的一部分。而且24h尿蛋白与尿常规中的蛋白留尿时间和方法也不一样。前者留取的是24小时的尿液标本，后者则是一段时间的尿标本，易受尿液浓缩程度、饮水量、酸碱度的干扰，同时会受一些药物的影响，另外不正确的留尿方式，比如：混入血液、精液、分泌物等，也会影响结果。肾脏病患者的疗效观察应以24h尿蛋白为准，尿常规蛋白只是健康体检和正常人筛查的方法。说了好半天，患者似乎明白了，忽然她一拍脑门，说："医生，想起来了，我上一次留的是早晨起床后的第一次尿，今天早起后我忘了留尿，是随时的尿液，会不会有影响呀？""对，这些都是影响因素。"看来，她是领会了。最后，我给她讲了怎样正确留尿，患者满意地离开了。看着她的背影，我想到：不只是患者，临床医生不也有时拿24h尿蛋白与尿常规中的蛋白做比较，疑问为什么结果不一致呢？

当检验科遇到患者咨询结果问题时，不要直接推脱，而是要用自己的专业知识尽量给予他们帮助，不要以为那是临床医生的事情，有些问题，临床医生不一定比检验医生了解得更清楚，这是一种职业态度，它可促进我们不断丰富自己的专业知识，提高解决问题的能力。

24h 尿蛋白采用焦酚红法：在酸性环境中，蛋白和含有钼酸盐离子的焦酚红结合，形成蓝色复合物，复合物的浓度与蛋白含量成正比，通过比色测得蛋白质的含量。此方法用于脑脊液、尿液的蛋白质测定，所测结果为总蛋白含量。

尿常规蛋白采用试带法：利用 pH 指示剂蛋白误差原理，主要用于尿液干化学分析仪，操作简便快速，适用于健康普查和临床筛查。试带对白蛋白敏感，对球蛋白的灵敏度仅为白蛋白的 1/100 ~ 1/50，容易漏检本周蛋白，故试带法不适用肾脏疾病的疗效观察和预后判断。此法存在干扰因素：①标本因素：pH > 9 可致结果假阳性，pH < 3 可致结果假阴性。②食物因素：尿液酸碱度与进食有关，要避免摄入过多的蔬菜水果及肉类。③药物因素：可致假阳性的药物有：奎宁、奎尼丁、嘧啶等。可致假阴性的药物有：输入大剂量的青霉素或应用庆大霉素。

标本留取方式不同：24h 尿蛋白收集 24 小时的尿液标本，需加防腐剂：甲苯。尿常规蛋白收集的是一段时间内的尿液标本，可分为晨尿和随机尿。

24h 尿蛋白为定量检测，单位为 g/24h，试带法为定性或半定量检测，结果用 "–" 至 "++++" 来表示。

综上所述，24h 尿蛋白与尿常规中的蛋白不存在对应关系，既要区别也要联系，把二者强硬的放在一起做比较是不切实际的做法，是没有科学依据的。

【经典箴言】

24h 尿蛋白与尿常规中的蛋白之间没有必然的联系。

【李晓颜副主任医师点评】

尿常规中的蛋白与 24h 尿蛋白标本留取方式、检测原理、方法、干扰因素存在差异，结果中蛋白的种类也有区别，检验工作者要熟悉并掌握相关的理论知识，对患者及临床医师提出的疑问要进行全面详细的解释，解除不必要的误解。作者对患者态度和蔼可亲，耐心细致解释，努力做到让患者满意，本案例在实际工作中有较大的应用价值。

（杨继红）

 血性脑脊液标本白细胞计数如何校正

【案例经过】

2018年5月有两个血性脑脊液标本。第一例，5月4日儿科武某，2个月，脑脊液外观血性，仪器测得红细胞计数 0.19×10^{12}/L，白细胞计数 0.82×10^{9}/L。显微镜下红细胞为新鲜红细胞，出血使脑脊液红细胞增高，同时白细胞也增高，那么这些白细胞究竟是来自血液，还是脑脊液本来就有的那一部分，要得到真实数值需要做校正。于是与临床医生沟通，希望他们马上采一管血常规标本送来检验科，血常规与脑脊液同在一台分析仪上检测。血液红细胞 3.07×10^{12}/L，白细胞 13.1×10^{9}/L，代入公式进行校正：WBC（校正）=WBC（未校正）-RBC（脑脊液）×（WBC（血液）/RBC（血液）），校正后脑脊液白细胞 =0.82×10^{9}/L-0.19×10^{12}/L×（13.1×10^{9}/L/3.07×10^{12}/L）=10×10^{6}/L。

第二例重症医学科徐某，52岁，临床诊断为脑出血，脑脊液红细胞 1.28×10^{12}/L，白细胞 25 196$\times 10^{6}$/L，血液红细胞 4.07×10^{12}/L，白细胞 10.99×10^{12}/L，校正后白细胞 21 740$\times 10^{6}$/L。

【沟通体会】

脑脊液细胞计数有两种方法，仪器法与显微镜法。为了保证脑脊液与血液之间细胞计数的可比性，避免两种方法带来的计数误差，将脑脊液与血液在同一分析仪上进行检测，按照计算公式得出校正后结果。

对于血性脑脊液的白细胞计数，如果不剔除因出血带来的白细胞，就不能正确反映患者的真实情况，会造成临床对患者病情的误判和对病情估计过重，从而影响治疗。第一例患儿的结果我及时告知医生，他说：如果白细胞大于 32×10^{6}/L，就会考虑感染，会用一些抗菌或抗病毒药物。根据您说的情况考虑脑脊液中红细胞为穿刺所致，校正后白细胞正常，不需要抗炎治疗。如果不校正就发出结果，医生会误判病情，进行不必要的治疗。

第二例脑出血患者共抽取了三次脑脊液，都是血性，经过校正，白细胞数分别为 $21\ 740 \times 10^6/L$、$24\ 650 \times 10^6/L$、$28\ 563 \times 10^6/L$，校正前高于校正后。这么高的白细胞会不会是感染造成的呢，需要抗感染治疗吗？我与医师联系后了解到：患者高血压引起脑出血，出血量多，不考虑感染，因为血液培养为阴性，结合病史，考虑是应激状态，不需要用抗生素。

【经典箴言】

血性脑脊液标本白细胞计数一定要进行校正，否则可能误导临床治疗。

（杨继红）

95 不同方法粪便隐血试验的联合检测

【案例经过】

2018 年 3 月 7 日，忙碌了一上午，正准备下班，护工送来了一个便标本，常规加潜血（FOBT）。性状为柏油样，镜检未发现异常。再做潜血试验，取一试管滴加数滴蒸馏水，挑取少量粪便混匀，将试纸条放入试管中，数分钟后观察，结果为阴性。

柏油样便是出血后红细胞被破坏分解经过肠道作用后形成的颜色。由于红细胞被分解破坏，在显微镜下找不到红细胞。只有借助化学或免疫的方法才能证实的出血，称为隐血。隐血阴性显然与粪便的颜色不符，再看临床诊断：脑出血。试纸条是免疫胶体金法，可能出现后带现象，将标本稀释后重新检测，显示两条红线，阳性。在等待结果的过程中，我查阅了病例，发现前后两天的血红蛋白差异很大：3 月 5 日 Hb 115g/L，3 月 6 日 Hb 105g/L，说明有红细胞丢失。

【沟通体会】

我一边查看病例，一边思索：脑出血为什么会同时有消化道出血，会有柏油样便和隐血阳性？带着疑问，我联系了主管医生，他向我介绍了患者的情况并解释：脑出血症状比较严重，影响了下丘脑，导致胃泌素释放增加，从而刺激胃酸的分泌，使胃黏膜损伤，引起消化道的出血，出现柏油样便。这说明红细胞的丢失与临床诊断一致，发出便隐血试验：阳性。看似简单的便隐血，需要结合便的性状、临床诊断、检测的方法学，才能综合得出最后的结果。做完这一切，早已过了下班时间，但是我内心很满足，满满成就感。

测定便隐血的方法有免疫法、化学法，目前还有将二者结合在一起的方法，即免疫化学法。接下来就分别介绍：

1. **化学法**　FOBT 的化学方法有多种，比如：邻联甲苯胺法、邻甲苯胺法、还原酚酞法等。检测原理是利用血红蛋白的含铁血红素有类似过氧化物酶的作用，将供氢体（色原）中的氢转移给 H_2O_2 生成 H_2O，供氢体脱氢（氧化）后形成发色基团而成色。传统使用的化学法已被目前的试带法所代替，操作更简便快捷。但是化学法可受维生素 C 的干扰，出现假阴性；可受铁剂、动物血、辣根过氧化物酶的干扰，出现假阳性。

2. **免疫法**　是根据抗原抗体结合的原理，测定标本中的抗原。胶体金性质稳定，能成色，与单克隆抗体结合稳定性好，可定性和半定量。免疫胶体金试带特异性强，灵敏度高，检测简便，且不受维生素 C、铁剂、动物血、辣根过氧化物酶的干扰。但是当消化道大量出血时，粪便抗原浓度过高，即抗原过剩，会出现后带现象，造成结果的假阴性。出现此种情况需将标本稀释后测定，才可检出。

由于上述两种方法各有利弊，现推荐将两种方法结合在一起的检测方法：化学法＋免疫胶体金层析法。该方法避免了二者的弊端，最能适用于粪便隐血的检查，简单、快速。我们对试剂的性能进行了验证，浓度为 1g/L Hb 免疫法阴性，化学法强阳性；浓度为 10mg/L、1mg/L Hb 免疫法、化学法皆为阳性；浓度为 20μg/L Hb 化学法阴性，免疫法阳性。因此二者结合的方法才最可靠，同时能排除假阴性与假阳性的干扰。

【经典箴言】

粪便隐血试验免疫法与化学法结合能适应检测的需要，两种方法优势互补，避免了假阳性与假阴性，建议推广。

便隐血试验化学法干扰因素多，易出现假阴性和假阳性。免疫胶体金层析法与化学法联合应用可以避免二者的弊端，高浓度抗原存在时，免疫法阴性，而化学法为阳性。血红蛋白浓度过低时，化学法不敏感，而免疫法敏感。两种方法联合应用在检验工作中有重要的价值，可以较准确地反映患者的实际情况，为临床提供精确的结果。作者在工作中，勤于思考，善于分析，主动与临床沟通，学习疾病发生发展的机制，丰富了知识体系，这种钻研进取的精神值得大家学习。

（杨继红）

96 尿道炎迁延不愈，什么东西在作怪？

【案例经过】

某日接到临床医生电话，说有个 26 岁男性患者，尿道灼热瘙痒、夜尿增多，伴尿频、尿急、尿痛等症状，外院以淋病性尿道炎、细菌性尿道炎治疗，效果总不好，两个月了迁延不愈，患者被折磨得痛苦不堪，今天开了尿三杯检测，麻烦给好好看看。尿道炎迁延不愈，什么东西在作怪？这么难诊断、难治疗？我心里犯了嘀咕。等标本送过来以后，依次上干化学、尿沉渣定量分析、离心镜检，只见三杯均见白细胞满视野，细菌少量，这不是典型的三杯脓尿嘛。看第三杯的时候，居然有微微活动的东西？仔细辨认原来是阴道毛滴虫！难道只有第三杯有滴虫？重新涂薄依次再看，原来三杯都有！真险，尿沉渣定量分析仪不易查出滴虫，人工镜检在满是白细胞的视野中，因为白细胞和滴虫大小类似，滴虫太隐匿了，加之活动力不好，差点漏检，还好及时发现了！

【沟通体会】

报告发出后，我亲自去了门诊，告诉医生镜检满视野白细胞，可见滴虫，他若有所思地说，男性阴道毛滴虫感染者绝大多数无明显症状，若有症状也类似非特异性尿道炎，因此极易被漏诊误诊，之前外院检查都没有报告滴虫，淋球菌也已排除，那可能就是这个原因了，应该是一个细菌感染合并滴虫感染，遂给予莫西沙星和甲硝唑口服。另外，医生提出有时尿干化学和镜检结果不符该怎么理解，我一一做了解释，原来临床医生对检验也有很多盲区需要了解啊。

几天后患者来复查，高兴地说，拖拖拉拉总不见好，还以为得了什么难治的病呢，医生跟他说多亏检验科查出滴虫加用了甲硝唑，治疗两天后分泌物就没有了，排尿时也不痛了。患者还问我，这个病是不是其他医院检查不出来？我笑而无语，都是滴虫惹的祸，检查多简单，一台显微镜即可，白细胞多的时候，可能需要更多的耐心去仔细观察吧。这次复查已无滴虫，但还有白细胞，我嘱咐他遵医嘱抗感染巩固治疗，同时提醒他，女朋友应该同查同治，患者非常感谢，满意而归。

【经典箴言】
人工镜检有时对诊断起着拨云见日、一锤定音的作用。

【杨波主任检验师点评】
临床和检验沟通很重要，此案例中，临床主动跟检验人员说明诊断的疑惑，正好作者对工作非常负责，发现了藏在大量白细胞中的滴虫，使得患者终于得到确诊，治疗效果立竿见影，是一个非常成功的有效沟通的案例。尿液镜检看似简单，但是做好需要扎实的基本功，如今这方面日渐弱化，应该引起重视，否则容易误诊、漏诊。

（于培霞）

97 血尿渗透压连续监测为哪般？

【案例经过】
某日接到一个住院患者尿渗透压检测的标本，核收标本时发现，该患者当天已经发出三四份渗透压检测报告了，这是血尿渗透压监测的节奏啊。血尿渗透压连续监测为哪般？其临床意义是什么呢？我想给主管医生打电话问个究竟。医生告诉我，这是一个 34 岁女性患者，14 年前怀孕后出现多饮、多尿，喜冷饮，日饮水量 7L 左右，尿量与饮水量相当，无明显多食、消瘦症状，尿比重 ≤ 1.005，怀疑中枢性尿崩症，所以进行禁水 - 加压素试验（表 97-1）。我说，这试验好像有印象，但是具体方法是不是很复杂，医生说其实也不复杂：试验前测体重、血压、尿比重、血尿渗透压，试验开始禁水，每小时测尿量、尿比重、尿渗透压、血压、体重，待尿渗透压达到平台期（变化小于 30mOsm/kgH$_2$O）时测定血渗透压，而后立即给予皮下注射精氨加压素（即垂体后叶素，arginine vasopressin，AVP）5U，再测 1 ~ 2 次尿量、尿渗透压、尿比重。我说那结果怎么判读呢？他说：正常人禁水后，循环血量减少，血渗透压升高，二者均促使 AVP 分泌增加，使尿量明显减少，尿液浓缩，尿比重及渗透压升高，尿比重 > 1.020，尿渗透压 > 800mOsm/kgH$_2$O，不出现明显失水；中枢性尿崩症（central diabetes insipidus，CDI）患者由于 AVP 分泌不足或缺乏，禁水后尿量仍多，尿比重及渗透压仍低，尿比重一般不超过 1.010，尿渗透压不超过血渗透压。注射 AVP 后，正常人尿渗透压一般不升高，仅少数升高，但不超过 5%；CDI 患者尿渗透压则进一步升高，较注射前至少增加 9% 以上，完全性尿崩症者，1h 尿渗透压增加 50% 以上。哦，一个电话我又学了不少知识，心里非常高兴，我跟医生说，出了结果马上告诉您。

表 97-1　禁水 - 加压素试验结果

时间	体重（kg）	血压（mmHg）	尿量（ml）	尿比重	尿渗透压（mOsm/kgH$_2$O）	血渗透压（mOsm/kgH$_2$O）	备注
18 时	94.6	122/76	1 000	≤ 1.005	98	298	
19 时	93.9	126/71	790	≤ 1.005	69	-	
20 时	93.2	115/77	560	≤ 1.005	120	-	
21 时	92.6	127/74	560	≤ 1.005	92	-	
22 时	92.1	124/78	460	≤ 1.005	91	-	
23 时	91.7	137/81	300	≤ 1.005	108	319	注射 AVP
24 时	91.6	122/83	30	≤ 1.005	352	315	
1 时	91.3	148/81	20	1.020	451	309	

结果是，基础尿比重减低，尿渗透压明显低于血渗透压，结合禁水 - 加压素试验结果，可诊断为完全性中枢性尿崩症。我马上通知临床医生。

【沟通体会】

作为检验工作者，如果很多检验项目只是知道一点皮毛，对于我们详细分析结果是非常不利的，对于临床的指导作用也不强。对于不甚了解的知识点，要向临床科室虚心请教，取长补短，这样才能进行有效沟通，减少疑惑，提高工作效率。

中枢性尿崩症是由于下丘脑 - 神经垂体功能缺陷，引起抗利尿激素（antidiuretic hormone，ADH）即 AVP 分泌不足导致肾小管对水的重吸收功能障碍的一种疾病，血尿渗透压检测是容易忽略的小项目，但其对诊断中枢性尿崩症是必不可少的。在追踪病例及与临床沟通学习的过程中，加深了我对血尿渗透压监测的意义及中枢性尿崩症诊疗知识的了解，丰富了知识体系，增进了检验和临床的友谊，收获很多。

【杨云主任检验师点评】

该案例呈现了一例中枢性尿崩症的诊断过程中检验和临床沟通的过程，帮助大家加深了对禁水 - 加压素试验及判读结果的理解，不失为一篇值得学习的好案例！检验项目动态监测对临床诊断很重要，但是检验人员不一定十分了解临床的处理过程，要虚心向医生请教，只有知其然知其所以然，才能更精准给临床提供信息，更好地服务患者。

（于培霞）

98 不好，我发错报告了？——初遇运动性血尿

【案例经过】

某周日，我在门诊体液岗位值班。临近中午的时候，正准备提交一份貌似比较正常的尿常规报告，发现当日已经发出的一份尿常规检查结果有问题。患者在 3 小时内两次检查尿常规，尿潜血结果差异很大：第一次潜

血结果：++，镜检红细胞 5～10 个 /HP；第二次居然只是：+，且镜检只有 0～1 个 /HP 红细胞。两份标本潜血结果差异如此巨大，以至于我当时头就有点大了：干化学分析仪串号了？我发错报告了？患者为什么要复查？如果是串号了，那发错的可不是这一份报告！启动"溯源程序"！由于我们的干化学分析仪不是双控上标本，而是手工核收的，所以有串号的可能；不过在仪器的"记录查询"中可以看到核收的标本号码和试管上的条码号是否一致。我迅速地在仪器上翻查着号码，找到了：与电脑 LIS 系统上的一致！再核对一下该标本前后的几个标本，也没有错啊！稍微有些心安，但是还没有找到原因。检验错误的概率已经很小了，难道是患者留错了标本？是第一次留错了，还是第二次留错了？看看申请信息，是泌尿外科的患者，还是先联系临床吧！给护士台打了电话，护士说进去和医生沟通一下，稍后给我回电。我继续干活，还有那么多标本等着我发呢！大约 5 分钟后电话铃声响起，护士说可以发这个报告，患者的 B 超结果报告正常，医生怀疑患者可能是运动性血尿，我们的检验结果正好验证了他的预判断。后来了解到，该患者最近晨跑，每天早上跑步回来都感觉腰部不舒服，有时候尿的颜色也不正常，遂来院就诊。"运动性血尿"这个词在上学的时候确实见过，可是在实际的工作中我却是第一次接触，通过这次事件，更使我认识到与临床沟通的重要性。

【沟通体会】

作为不直接接触患者的检验人员，一旦遇到无法解释的检验结果，在排除了标本有问题和检验者弄错了标本或者仪器出错时，应该主动的与临床进行沟通联系，进一步了解推理出现问题的原因，这不仅能确保我们发出合格的报告，更能提高我们的专业技能，在解释检验结果时让我们自己胸有成竹。

运动性血尿指的是健康人在剧烈运动后出现的一过性血尿，1984 年由 Dickison 首先报道了运动员长跑后出现的血尿。运动性血尿是青少年和部队官兵常见的血尿原因，其主要的发病机制为：①创伤性因素：较大运动量使肾脏上下过度移动，受到挤压，肾血管被牵扯或扭曲，因而引起肾脏损伤出血。在运动过程中如膀胱处于空虚状态，松软的膀胱后壁与固定的膀胱底部经常接触并反复撞击，可引起膀胱黏膜血管损伤出血。②肾血流动力因素：运动状态时，肾脏的血流减少，肾血管收缩，造成肾单位缺氧，肾小球通透性增加，因而使红细胞及蛋白在尿中排出增多，同时使出球小动脉收缩，血流淤滞，而使肾小球毛细血管滤过压增高，促使较多的红细胞渗入尿液。

运动性血尿一般在运动停止后，血尿和其他症状会迅速消失。有资料显示，在跑完全程的马拉松运动员中，有 15% 的人会发生运动性血尿。

【经典箴言】

对于任何一份有疑问的报告，作为检验人员不能轻易地审核发出，应该及时与临床、患者沟通，确保发出合格的报告。

【郑立恒博士点评】

临床上在诊断运动性血尿时应首先排除泌尿系结石、结核、特发性血尿及泌尿系肿瘤等疾病。本病案中外科专家无疑已经进行了相关鉴别诊断，最后检验结果给临床医生吃了"定心丸"，确实符合运动性血尿的检测结果。检验工作者的积极认真、负责的态度一定会让临床更加信任和依赖我们的检测结果。

（张明霞）

99 这个尿液红细胞位相结果怎么发？

【案例经过】

"张老师，有个尿位相的，你来看看吧"，同事说道。我们科尿液位相检查的 SOP 规定必须由两个工作人员镜检后方可发出报告。"满满的都是皱缩的红细胞，变形率肯定在 90% 以上了"同事继续着。"嗯，是不少，30 ~ 40 个 /HP 的红细胞，几乎都是皱缩的"，我边看显微镜边回应着。"看看比重是多少，采集时间是什么时候，酸碱度如何"，"比重是 1.020，早上 7 点 30 分留取的标本，pH 是 7.0"，不是高渗尿，放置时间也不长。可是这么均匀的皱缩红细胞，确实不多见，报这么高的变形率临床上怎么处理？难道是留取标本有问题？不会吧，我们的护士都知道位相检查是要留取新鲜尿液的啊。还是先联系临床吧，沟通后查找原因，原来家属是从尿袋里接取的标本，遂告知护士嘱其重新留取尿标本。第二天早上检测时都是正常的红细胞，遂发报告。关于此次事件暂不去探究护士是否给患者讲清楚如何留取，何时留取标本，总结我们自己的工作，有两条：①SOP的重要性：关于位相检查，关键的两点一个是在签收的时候就把有位相检查项目的标本挑选出来，优先做；再一个就是必须是两位人员镜检；②越发认识到临床沟通的重要性，也意识到患者标本采集对检验结果的重要性，看来定期给临床宣导培训也是很关键的。虽然联系临床重新采集标本会加重工作负担，但这是实验室质量管理的第一步，而且正确的检验结果对患者及临床也非常重要。

【沟通体会】

尿红细胞形态学检查也称尿液红细胞位相检查，是近十几年来临床应用较为广泛的一种非创伤性检查方法。籍此可以判断尿液红细胞的来源从而区分肾小球性血尿与非肾小球性血尿。

目前临床常采用相差显微镜和光学显微镜对尿液中的红细胞形态进行观察和分析。普通光学显微镜在细胞形态表现的清晰度上确是没有相差显微镜高，这要求检测者具有较强的细胞形态辨认能力。

红细胞形态也会受尿液中酸碱度和渗透压值的影响。在碱性、高渗尿中红细胞皱缩变形；在酸性、低渗尿中红细胞胀大甚至破裂成影红细胞或面包圈样。

连续3次尿红细胞位相显微镜检查可切实避免留尿时间不足、温度、渗透压、尿pH等因素对检验结果所造成的影响，并且最好采用新鲜尿液标本，以提高诊断的准确性。

【经典箴言】

标本采集永远是检验工作最重要的第一步，这一步走好了，后面的"路"才好走。

【郑立恒博士点评】

尿红细胞形态要求标本的留取要新鲜，及时送检，室温下标本放置时间不要太长，最好在2小时内检测，以免影响检测结果。但在实际工作中确实存在标本留取不正确的情况，这就要求检验人员及时发现问题并联系临床，确保发出合格的报告。

（张明霞）